あと3～4キロやせたい人のための
おいしいもん食べるだけ7日間プログラム

美人の食べヤセ

美容ダイエッター
Nちゃん

KADOKAWA

はじめに

食べることと美容がとにかく大好き。
全ダイエッターの味方、
Nちゃんと申します。

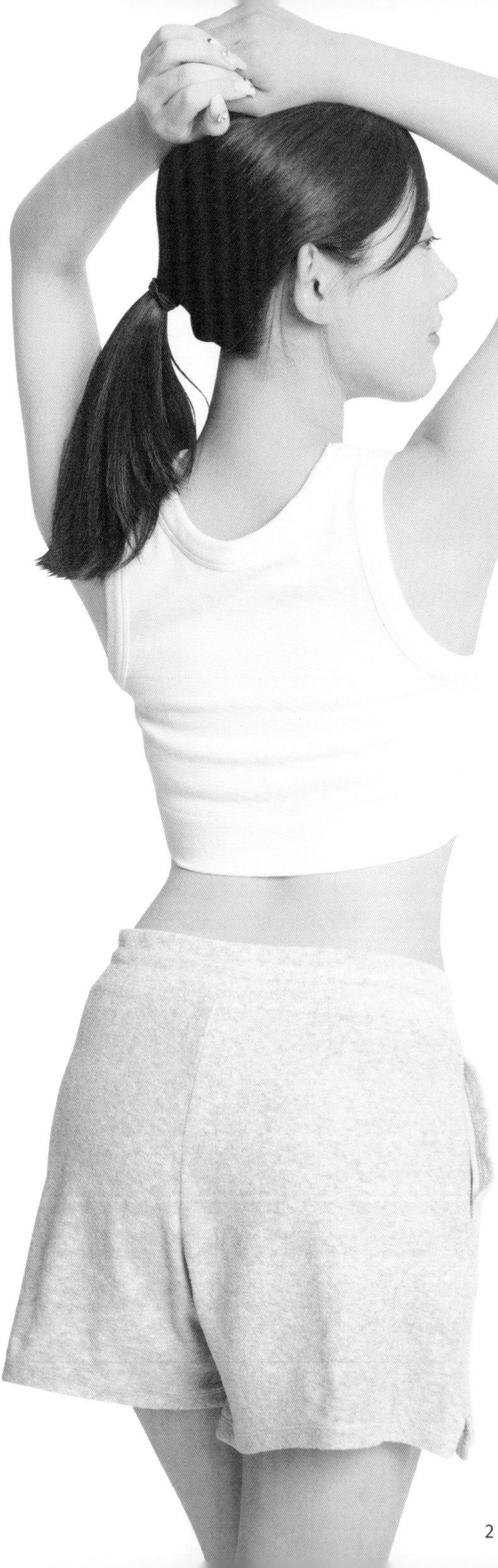

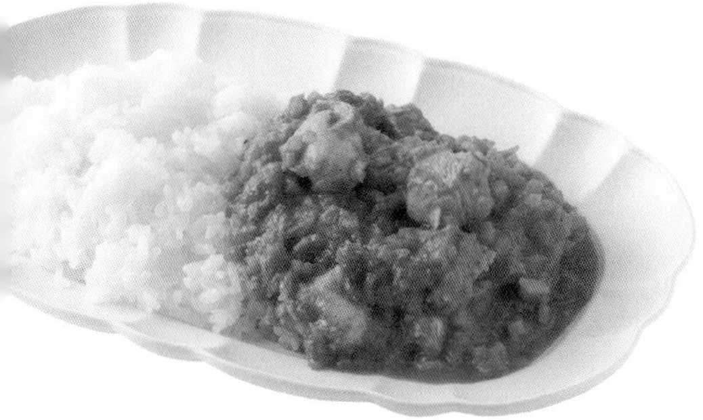

ガッツリ食べても太らない、
しかも美人になれるごはんを研究し、
SNSで発信していたところ、
「本を出してほしい！」の声を
多数いただきました。

この1冊を通して、

「ダイエット＝《イコール》食べちゃダメ」のイメージを打破したい

と思っています。

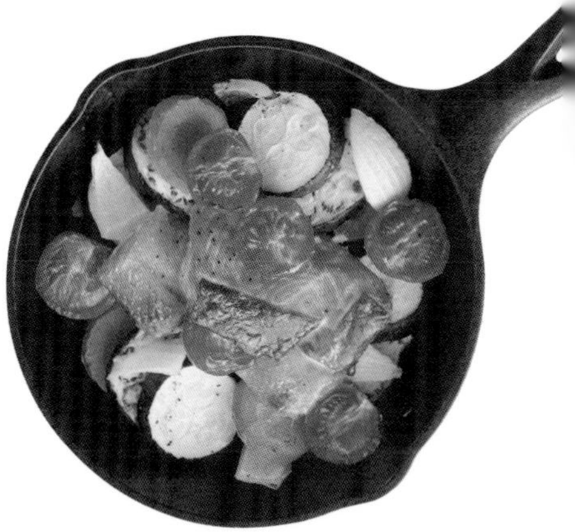

「美人の食べヤセ」、それは……
うまいもんを

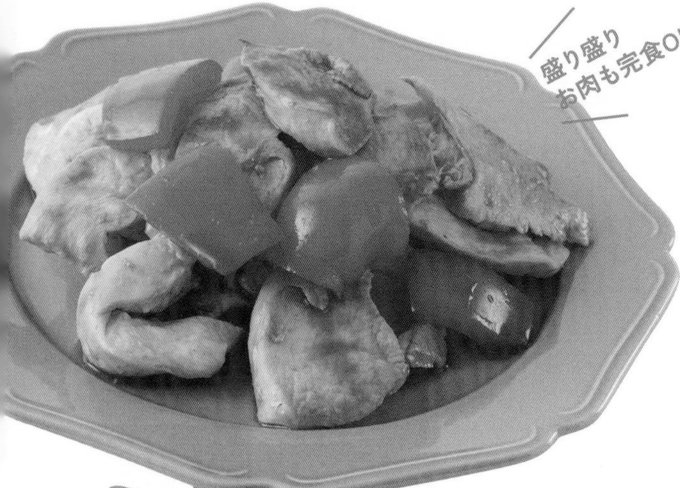
盛り盛り
お肉も完食OK

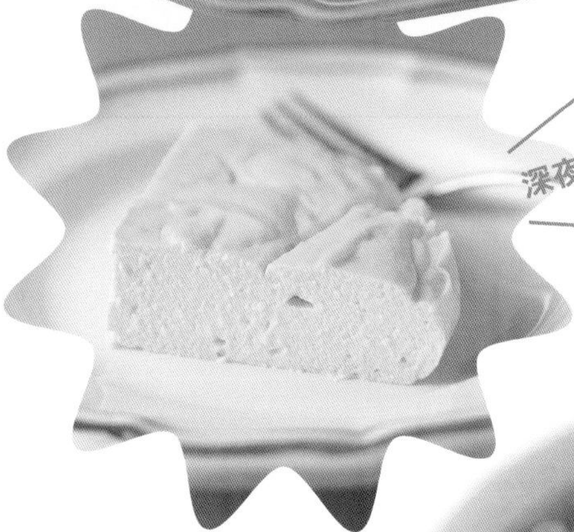
深夜のおやつも

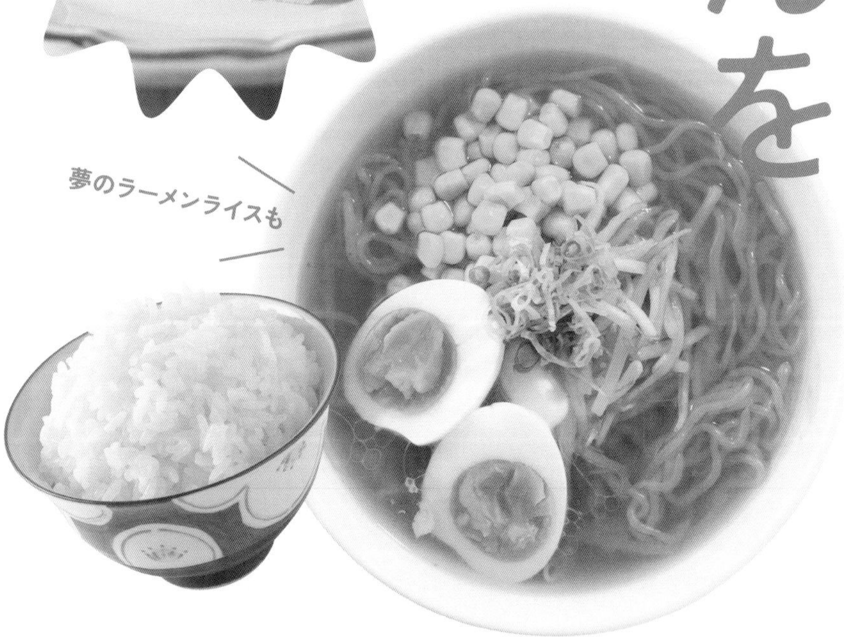
夢のラーメンライスも

朝昼晩食べるだけ（おやつ付き）

できれいになれちゃう奇跡のメソッド

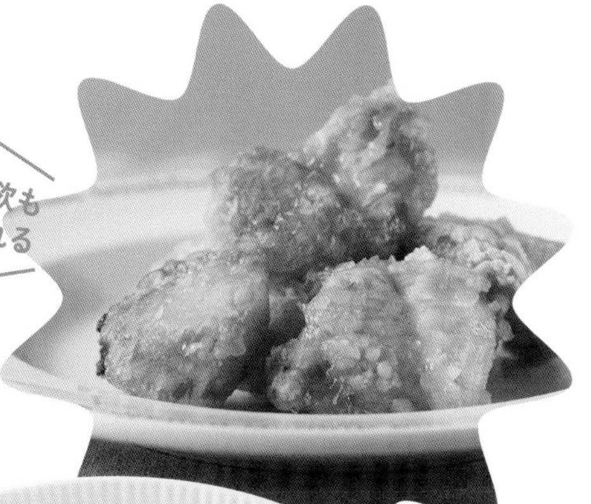

揚げ物欲も
満たされる

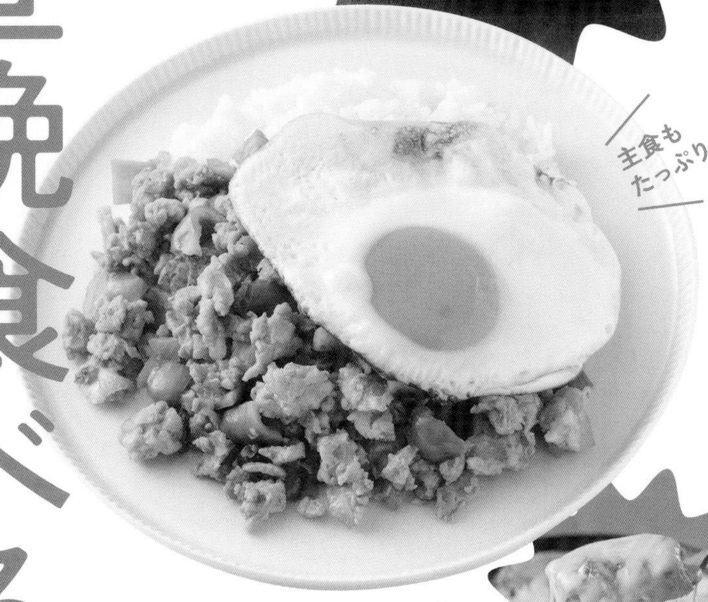

主食も
たっぷりと

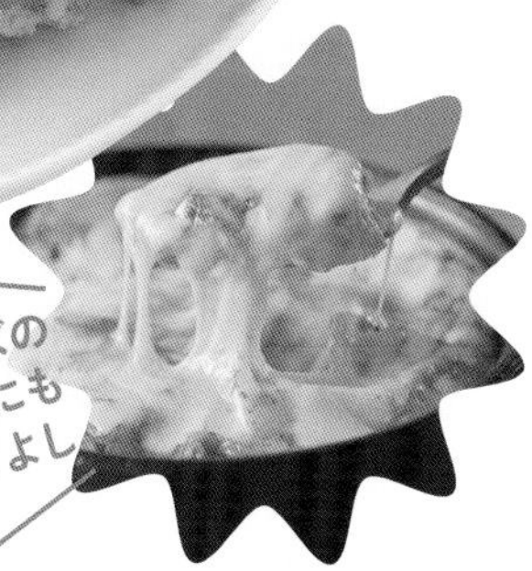

とろ〜りチーズの
誘惑にも
のってよし

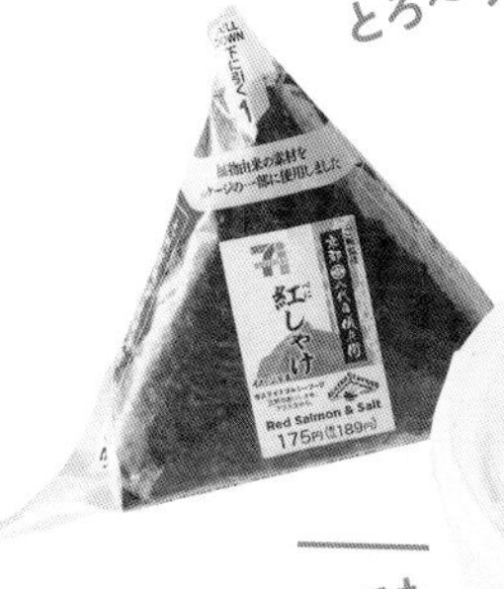

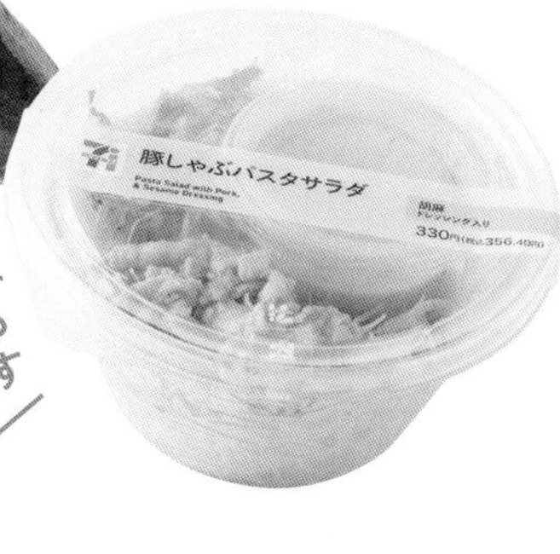

コンビニ飯も
いいんです

そもそも、私がダイエットに興味を持ったのは大学に入学したときのこと。
それまでは美容やファッションにまったく興味がなかったのですが、周りにいるキラキラした人たちの影響を受けて、美意識が一気に開花。私もきれいになりたい！と思うように。

同時に、食べることが好きになったのもこの頃。実は、大学生になるまで外食経験がほとんどありませんでした。
しかし大学の友達とごはんに行くようになり、焼肉、寿司、ラーメン……この世のありとあらゆるおいしいものと出会ってしまったのです。
もともと、一度ハマったらそれに全振りしてしまう性格。おいしいものにハマり、食べたいものを食べたいだけ食べまくっていたら、

気づけばなんと

体重7kg増。

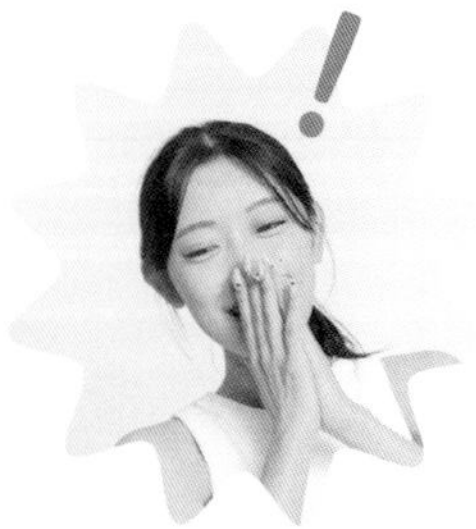

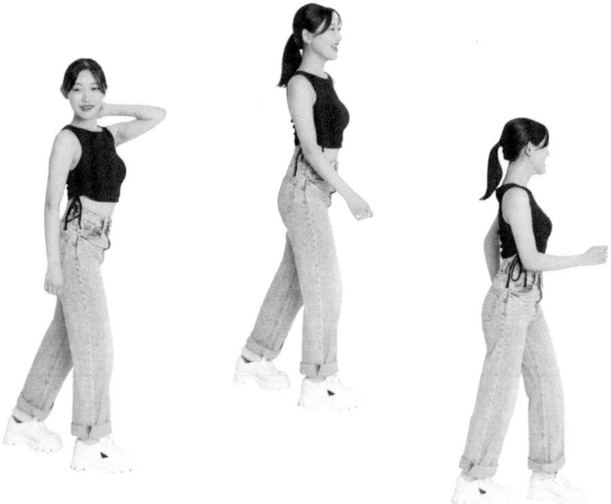

結論。ダイエットは「一生続けたくなるもの」じゃないと意味がない。

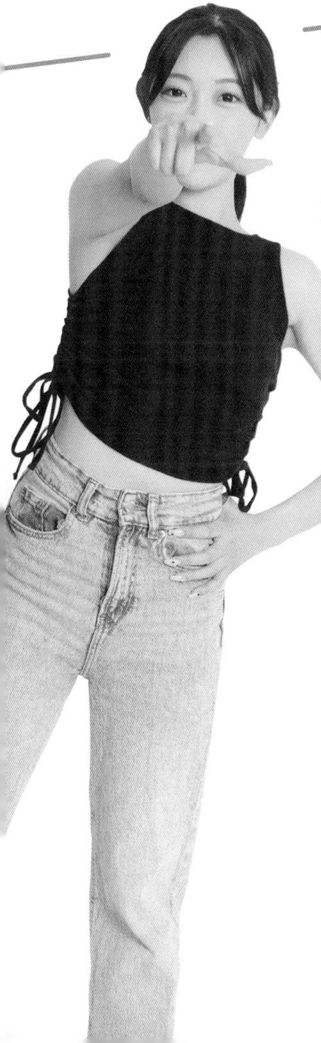

人生初の出来事に大きな衝撃を受けました。

「ヤバイ、ヤセなきゃ」

焦った私は、ＳＮＳやＷＥＢで調べまくり、話題のダイエット法をかたっぱしから試しました。超厳密なカロリー計算、糖質制限、脂質制限、グルテンフリー……いくつ試したかわかりません。

しかしそのほとんどはかなりハードで、長続きしませんでした（続けられる人は本当スゴイ）。はじめの頃はやる気に満ちているから取り組めるのですが、そのうち「このしんどいやつ、一生続くの？」と思うように。やがてギブアップし、やめた瞬間に体重は元通り……。

じゃあ、
一生続けたくなるダイエットって何？
今なら即答できます。

それは……

「脳を騙す食べ方」

を身につけること。

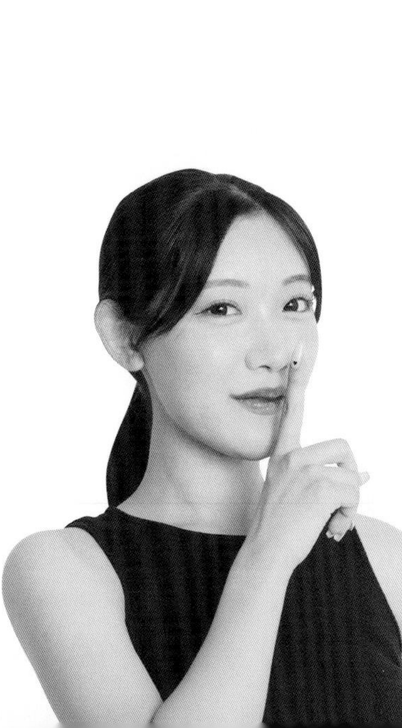

脳を騙す食べ方とは、
めちゃめちゃ
ガッツリで、
満足感
ハンパない、
（でも実はヘルシーで美人になれる）
そんなものを食べること。

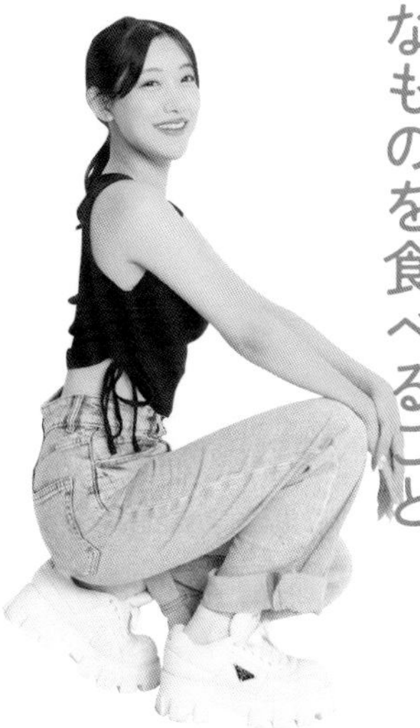

すると、
「ダイエットなのにこんなにたくさん食べていいの？」
「ガッツリ飯なのにこんなにカロリー低いの？」
とダイエット食のイメージに脳が裏切られるのです。

「食べヤセ」レシピは、これまでのダイエット食と違って
- とにかく量にこだわる（→おなかも心も満たされる）
- うまさ超重視（→満足度爆上がり。
  ダイエット中でも絶対に味は妥協したくない）

なので、ストレスなく長続きするというわけ。

脳を騙すためのちょっとした工夫を、これからお伝えしていきます。
一冊読み終える頃には、あなたの頭には
「脳を騙す食べ方」が叩き込まれているはず！

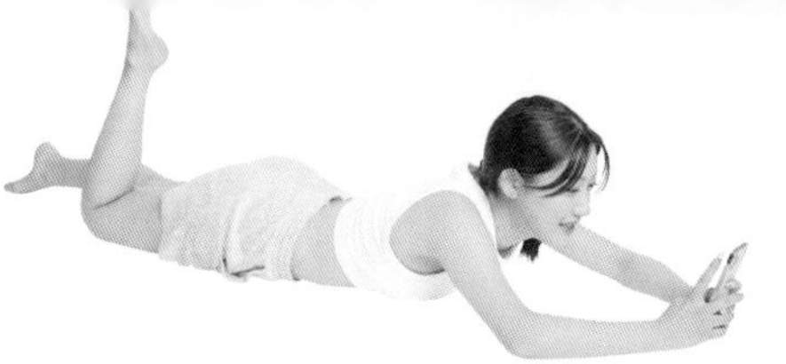

もうひとつ伝えたいのは、

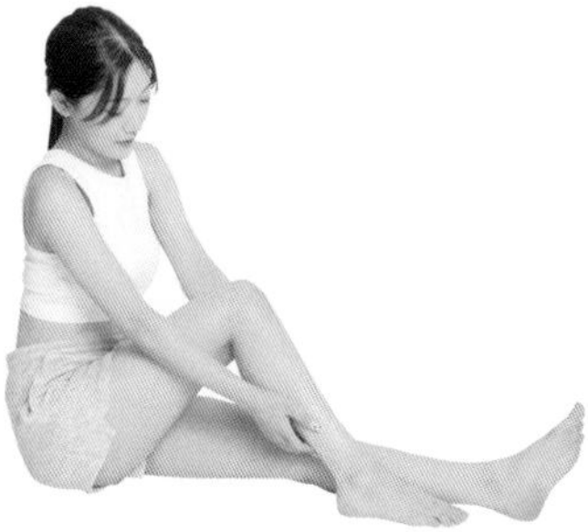

究極、見た目＞体重

ってこと。

この本では、簡単なエクササイズもちょこっと紹介しています。速攻で部分ヤセが叶うので、「今週末は久々に水着姿になる日だ！」みたいな短期間で結果を出したいときにぜひやってほしいです。体重が減ってなくても、見た目が細くなれば、究極いいでしょ！

私はハードな運動は何もしておらず、やっているのは紹介する「5分エクササイズ」だけ。「なるべく汗をかかずにヤセたい」と日々願ってやまない私がたどり着いた方法なので、しんどい運動が苦手な人には本気でおすすめです。たった5分でできて、何より全部ベッドの上で完結しちゃうのが嬉しい！　食べヤセとあわせてやれば最強です。

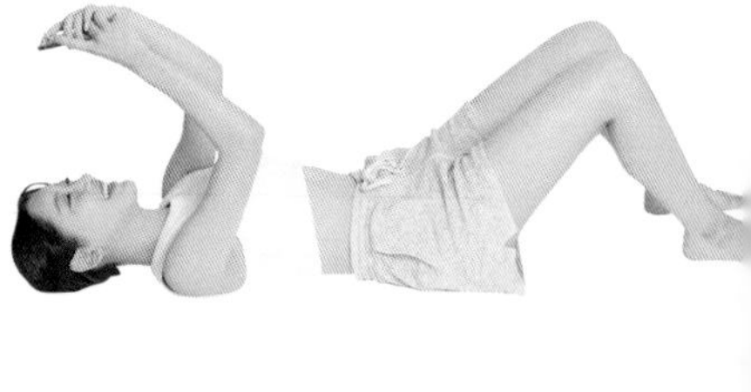

さて、いかがでしょう。なんだかヤセられそうな気がしませんか？

食べるのが大好き。ハードなのは苦手。ぶっちゃけ超ズボラ。でも体の中からきれいになりたい。何十kgとは言わないから、あと3～4kgヤセたい。
そんな人こそ、食べヤセに挑戦してほしいです。

概念が変わる
食べていいダイエット、
今日からスタートです。

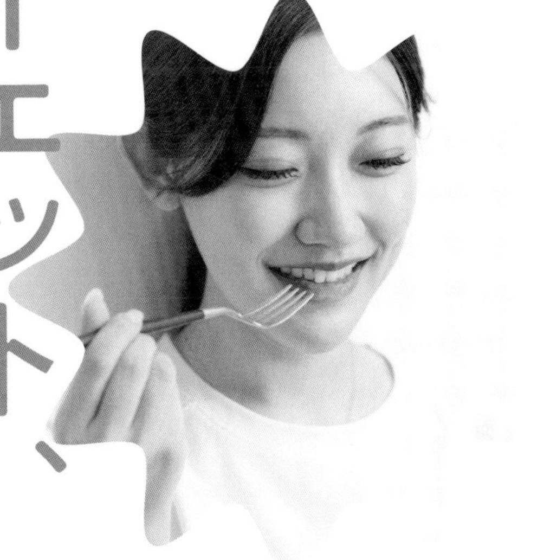

CONTENTS

2 はじめに
15 この本の使い方
16 美人の食べヤセ三箇条
18 これぞ「美人の食べヤセ」メソッド
ラクにヤセるならざっくりカロリーで考える
20 覚えておきたい美人の食べヤセ実践ルール

PART 1 7日間美人の食べヤセプログラム

22 チャレンジ前にCHECK！
美人の食べヤセプログラムガイド
24 誘惑に打ち勝つ&モチベを上げる
美人の食べヤセ継続のヒント
26 ゆっくりゆるめに実践したい人の
イージープログラム
34 頑張って短期間で結果を出したい人の
ハードプログラム

PART 2 美人になれる食べヤセレシピ

44 美人の食べヤセの肝！冷蔵庫&台所に
集結させたい最強美人食材&調味料
48 簡単は正義！疲れてても秒で完成！
時短&手軽化調理テク

妥協なしの主菜

50 絶品ヤセハンバーグ
52 ボリューミーとんぺい焼き
54 美食材ぶっこみオーブン焼き
56 鶏むねの美肌パプリカ炒め
57 こってりむね肉チャーシュー
58 完全保存版！超やわらか蒸し鶏
59 エスニック風だれ／ブロマヨ梅おかかだれ／
ピリ辛きゅうりだれ／ねぎ塩昆布だれ
60 蒸し鶏のキムたくのり包み
61 絶品ヤセえびチリ
62 おなかにたまるささみチーズロール

63 美肌ささみレモンバター焼き
64 もはやピザ！キムチーズチヂミ
65 もちもちささみ青じそライスペーパー
66 揚げないから揚げ
67 腸活キムチーズグラタン

待望のごはんもの

68 基本の美人ヤセごはん
70 ヘルシーふわとろオムライス
72 幸福のダイエットトマトカレー
74 やみつきガパオライス
76 ビタミン豊富満足ビビンバ
77 野菜たっぷり無水カレー
78 モリモリ野菜チーズリゾット
79 腹もちチーズカレードリア
80 ねぎ塩サーモンの抗酸化丼
81 がっつりスタミナ丼
82 えびと卵の美人プリふわトマト丼
83 究極にヘルシーな本気雑炊風

衝撃のめん類

84 背徳のみそバターコーンラーメン
86 食物繊維たっぷり焼きそば
87 韓国風キムチ冷やしめん
88 驚きの満足感！もやしナポリタン
89 しらたき明太バターパスタ
90 ふわふわかにたまそうめん
91 野菜だし漬け美そうめん
92 美の宝庫！ねばねばそうめん
93 ピリ辛なす温玉そうめん

美を呼ぶサラダ

100 きれい化促進サムギョプサル風サラダ
102 美容爆弾サラダ
103 もち＆シャキ生春巻き

味方のスープ

104 脂肪燃焼スープ
105 カルボナーラ風豆乳スープ

106 太らぬサンラータンクッパ
107 豚レタスミルフィーユスープ
108 最強節約！ 50円スープ
109 超満腹キムチチゲ

歓喜のスイーツ

110 糖質&脂質限界チーズケーキ
111 ふんわりおから蒸しパン
（プレーン味／ココア味／枝豆チーズ味／シナモン味）
112 ほぼ水!? ぷるぷるわらび餅
113 ねっとり濃厚さつまいもチーズケーキ風

PART 3 これだけやればOK！ 美人エクサ5

116 50個以上試しまくった結果たどり着いた
寝たまま美人7秒エクサなら、ガチで細くなる
118 下っ腹&反り腰撲滅 ①よつんばいエクサ
119 たるんだお尻を救う ②ひざ閉じヒップリフト
120 ほっそり太ももが爆誕 ③ひざ開きヒップリフト
121 さらなる美脚&美尻が叶う
④片足のせヒップリフト（右）
⑤片足のせヒップリフト（左）
126 実録！ 美人の食べヤセを試してもらいました！

42 COLUMN 01 ストイックなのはNO！
できればやりたいゆる美人習慣
94 COLUMN 02 満足感ハンパないのに太らない！
コンビニで買える美人の間食
97 COLUMN 03 外メシ欲も上手に満たす！
ダイエット中でもOKな美人の外食
114 ダイエット奮闘記その①～食事編～
122 ダイエット奮闘記その②～運動編～
123 COLUMN 04 食とエクサ以外にも
こんなことやってます。
美人の食べヤセを支える美習慣

STAFF

撮影／内山めぐみ
フードコーディネート／大林久利子
デザイン／月足智子
イラスト／ito aya
DTP／向阪伸一・山田マリア（ニシエ芸）
校正／玄冬書林
編集／平井薫子

この本の使い方

エネルギー量

エネルギー量は基本的に1人分です。つけ合わせなどは含まれていない場合があります。また、ラカントSやオオバコを使用しているレシピのうち、ラカントSを砂糖、オオバコを片栗粉で代用できるものには、代用した場合のエネルギー量も併記しています(一部代用できないものがあります)。

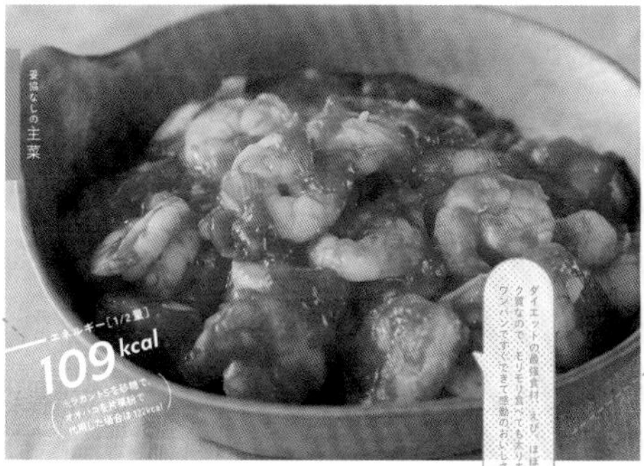

妥協なしの主菜
エネルギー［1/2量］
109kcal
ダイエットの最強食材、えび。ほぼタンパク質なので、モリモリ食べても太りません。ワンパンですぐできて感動のおいしさ。

絶品ヤセえびチリ

#背徳感MAX #ワンパン完結

材料（2人分）

	えび	150g
	長ねぎ	10㎝
	米油	小さじ1
A	ケチャップ	大さじ2
A	豆板醤	小さじ1
A	おろしにんにく、おろししょうが	各小さじ1/2
A	水	1/2カップ
A	酒	大さじ1
A	ラカントS	小さじ1/2
A	塩	少々
	オオバコ	大さじ1/2
	(好みで)酢、ラー油	各適量

作り方

1. 長ねぎはみじん切りにする。
2. えびは背に切り込みを入れてワタを除き、塩少々(分量外)をまぶしてもみ、流水で洗って水気を拭く。
3. フライパンに米油を入れて中火で熱し、②をこんがりと焼く。混ぜ合わせたAを加え、煮立ったら①を加える。オオバコを加えてとろみをつけ、酢とラー油を加えて混ぜる。

※オオバコを片栗粉で代用する場合は、片栗粉小さじ2を同量の水で溶いてから加える。

61

モチベアップアイコン

各メニューの特徴をアイコンで表しています。そのときの自分のコンディションとあわせて、こちらもメニュー選びの参考にしてください。

ポイント&アドバイス

各メニューのおすすめポイントや作り方のアドバイスを書きました。メニュー選びや作る際の参考にしてください。

代用についての注釈

オオバコを片栗粉で代用する場合は、分量や加え方が異なる場合がありますので、レシピ内の注釈を確認してください。ラカントSを砂糖で代用する場合は、分量はそのままでOKです。

注意事項

- 大さじ1＝15mℓ、小さじ1＝5mℓ、1カップ＝200mℓです。
- 電子レンジは600Wを使用しています。特に表記がない場合、ラップはかけずに加熱してください。ラップをかける際は、蒸気の逃げ口を作るようにふんわりとかけてください。
- 電子レンジやオーブンなどの加熱時間はメーカーや機種によって違いがあります。様子を見て加減してください。
- 野菜を洗う、皮をむく、ヘタを除くなど、一般的な下処理は省略しています。
- めんつゆは3倍濃縮のもの、マヨネーズはカロリー80%オフのもの、バターは食塩使用のもの、鶏ガラスープの素とラカントSは顆粒を使用しています。
- 本書で紹介しているのは、食事制限を中心としたダイエット法です。持病がある方や、体調に不安がある方などは、医師と相談のうえ行ってください。

美人の食べヤセ

ズボラダイエッターに嬉しい三箇条。
美人の食べヤセなら、心ゆくまで食べてよし、
テキトーでよし、でも結果は出る！ってこと。
この三箇条をしっかり心がけておけば、
無理することなく理想の体形が叶います。

もの足りなさは敵である

その1

しっかり食べる

おなかいっぱい食べるのが何より肝心。一回の食事でちゃんと食べないから、すぐに空腹になって間食にはしってしまうんです。大事なのは何を食べるかで、満腹感は罪ではない！

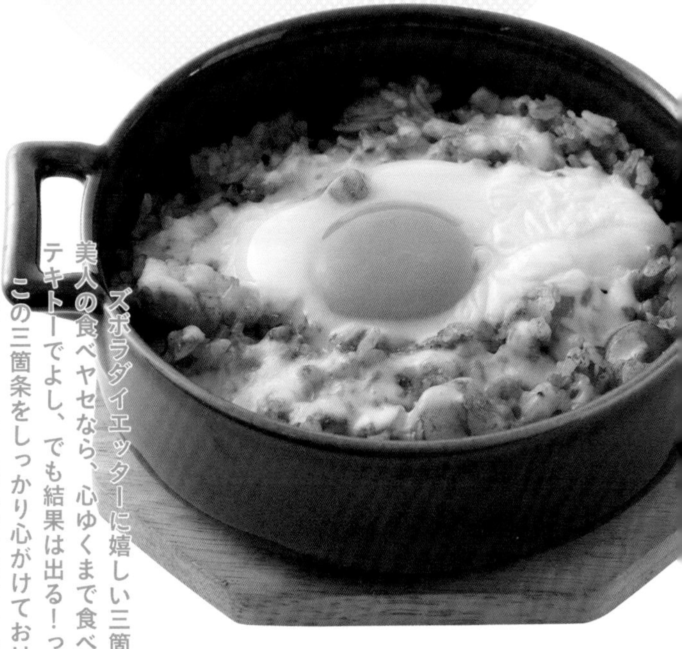

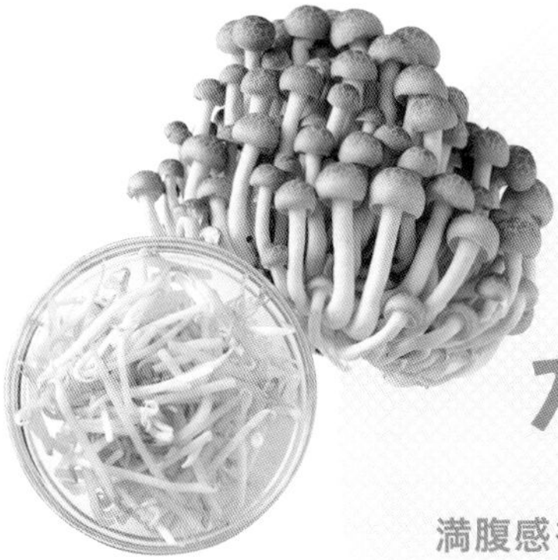

その 2

かさまし上等

満腹感を出すなら、ヘルシーなかさまし食材をフル活用。おなかにたまるけど低カロリーな食材なんて、使わない手はありません。知っておきたい優秀食材についてはp.44～45へ。

脳を騙して満足感

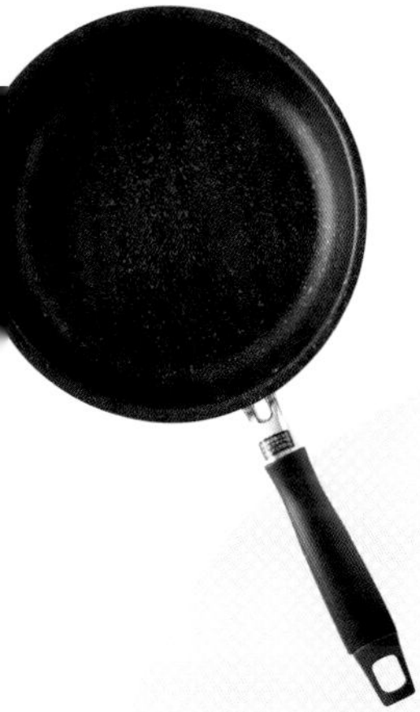

お金も手間も
かけずにコスパ最強

その 3

テキトーがうまい

お金も時間もかからず、むずかしくないのもポイントです。手軽に手に入る食材や調味料だけで、料理が苦手な人でもちゃちゃっとおいしく作れちゃう。テキトーさって偉大。

三箇条

りカロリーで考える

1日の基礎代謝量（＝生命維持のために最低限必要なエネルギー量）から、1日の総摂取エネルギー量（＝1日にとっていいエネルギー量）をざっくり計算します。細かい数字は年齢や体重によって変わりますが、基礎代謝量＋200〜300kcalを総摂取エネルギー量の目安にすればOK。通常状態（ダイエットしていない人）よりも少なめに設定し、それを継続することで、ヤセる体になっていきます。

ダイエットしてない人の場合

（たとえば30歳・身長158cm・体重57kgの女性）

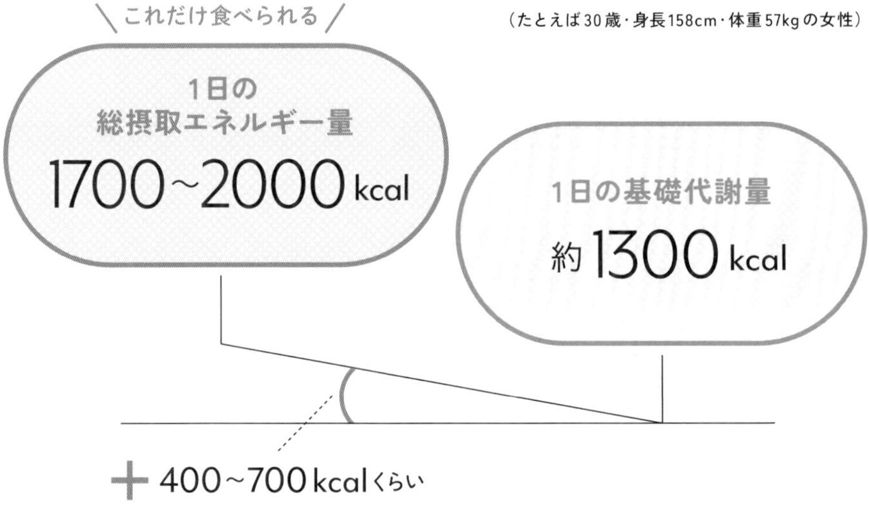

（ざっくりカロリー計算におすすめのサイト＆アプリ）

外食・コンビニ飯のエネルギー量がわかるアプリ「カロミル」

カロリー計算や食事記録ができる健康管理アプリ。外食チェーン店のメニューやコンビニ商品のエネルギー量もわかるのがおすすめポイント。

自分の基礎代謝量がわかるWEBサイト

基礎代謝量は、WEBの計算サイトで調べられます。身長や体重を入力するだけなので簡単。「基礎代謝量計算」と検索してみて。

これぞ「美人の食べヤセ」メソッド

ラクにヤセるならざっくり

大事なのは、"ざっくり"の姿勢をキープすること。
細かく計算しだすとドンドンつらくなっていきます。
厳しすぎるカロリー制限も心が折れるのでNG。

ダイエッターの場合

（たとえば30歳・身長158cm・体重57kgの女性）

＼これだけ食べられる／

1日の総摂取エネルギー量
1500～1600kcal

1日の基礎代謝量
約1300kcal

＋200～300kcalくらい

カロリー制限ってつらそう……と思ったあなた！

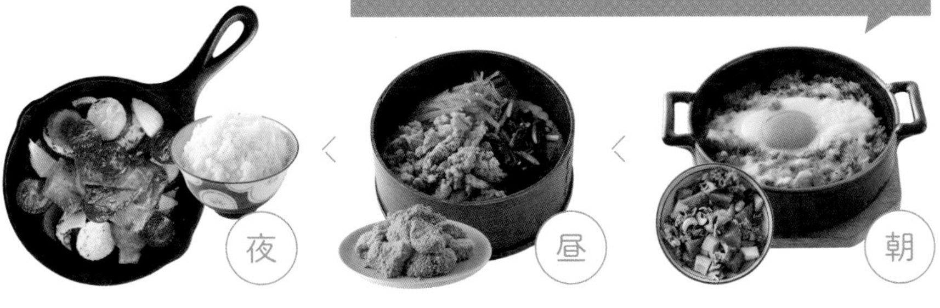

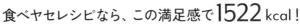

食べヤセレシピなら、この満足感で1522kcal！

覚えておきたい

美人の食べヤセ実践ルール

糖質制限は死んでもしない

糖質制限をすると体重は落ちますが、それは水分が抜けたことによる一時的なものと言われています。糖質をとらないと頭も体も動かず、何よりおなかが満たされないので制限NG！

野菜はいけるだけモリモリ食べる

低カロリーでビタミンや食物繊維の豊富な野菜は、積極的にどんどん食べましょう。サラダはもちろん、野菜をたっぷり使った主菜やスープもとりやすいメニューです。

脂質と塩分は適量が一番うまい

カロリーの高い脂質やむくみの原因となる塩分とは、ほどよい距離感で付き合いを。どちらもごはんをおいしくしてくれる要素ですが、とりすぎには注意しましょう。

必死になったら負け

つい頑張りすぎてしまうのが、ダイエットの一番の落とし穴(経験談)。ストイックになりすぎず、ちょっとスキを与えてあげるくらいが長続きの秘訣です。これは繰り返し伝えたい！

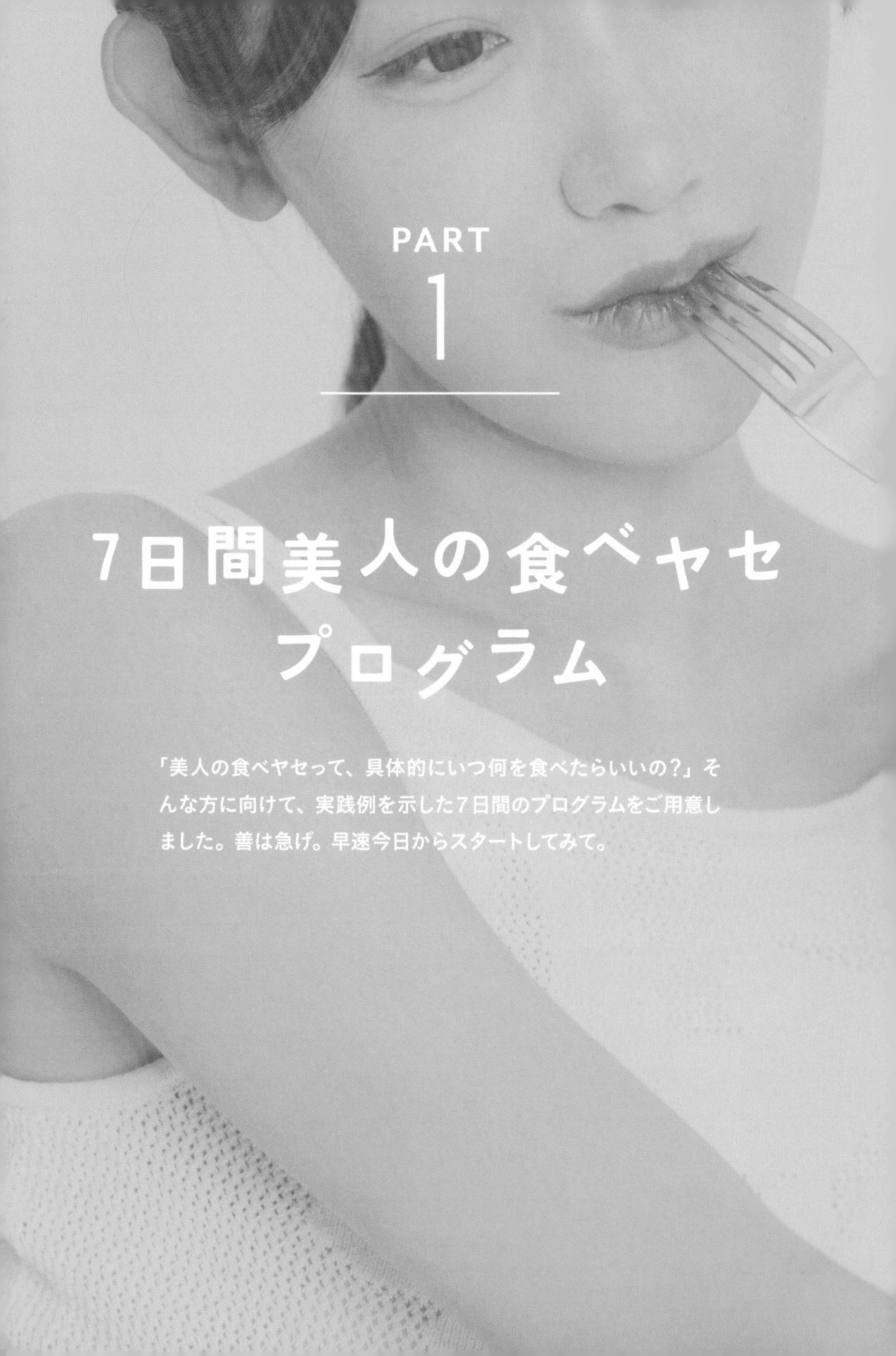

PART

1

7日間美人の食べヤセプログラム

「美人の食べヤセって、具体的にいつ何を食べたらいいの?」そんな方に向けて、実践例を示した7日間のプログラムをご用意しました。善は急げ。早速今日からスタートしてみて。

チャレンジ前にCHECK!

美人の食べヤセプログラムガイド

「美人の食べヤセプログラム」とは?

美人の食べヤセプログラムとは、3食×7日間のメニューを組んだ食事実践例。イージーとハードの2種類あるので、自分に合った方を選んでみて。マネするだけなのでとっても簡単です。1週間後、体に何らかの変化が起きているはず!

＼ プログラムの手順 ／

1

目的やコンディションに合わせて、「イージープログラム」か「ハードプログラム」かを選ぶ

2

7日分の食事内容やレシピをチェック

3

あとはそのままマネするだけ!

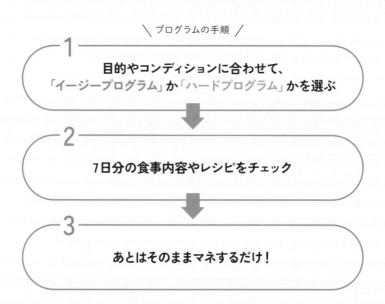

2つのプログラムのうち
あなたはどっち？

ゆっくりでいいから
ゆるめに結果を出したい人は

EASY イージープログラム

（p.26～）

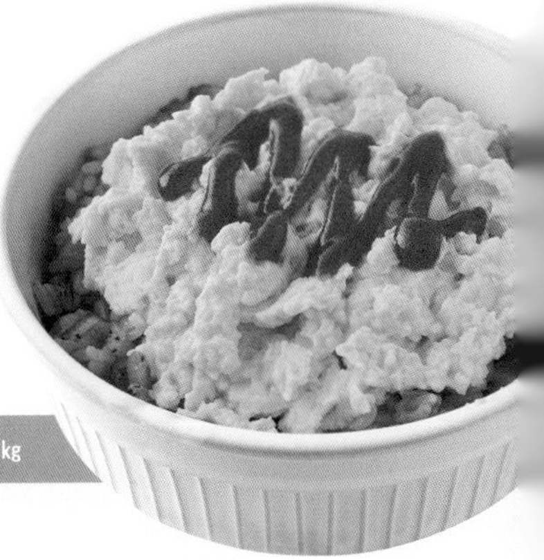

まずはちょっと試してみたい、無理せずゆるやかにヤセたい、毎日ガッツリ食べたい、誘惑に弱い……という人におすすめ。慣れてきたらハードプログラムにレベルアップしてもOK。

モニターK.Fさん　ウエスト-4cm 体重-1.8kg

ちょっと頑張って
なるはやで結果を出したい人は

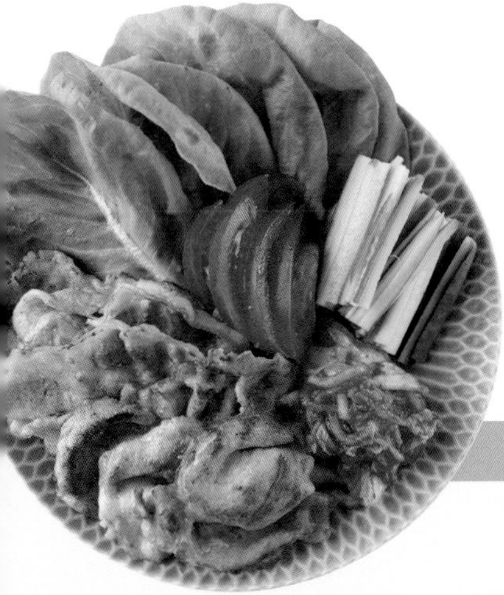

HARD ハードプログラム

（p.34～）

「来週までに細くならなきゃ」、とにかくしっかりヤセたい、意志が強い、ハードと言われると逆に燃える……という人におすすめ。ハードバージョンでも食べていいのが嬉しい！

モニターO.Yさん　ウエスト-3cm 体重-2kg

誘惑に打ち勝つ＆モチベを上げる

美人の食べヤセ継続のヒント

無理なくできる食べヤセでも、挫折しそうになったり誘惑に負けそうになったりすることもあるかもしれません。そんなときに思い出したいヒントをお伝えします。

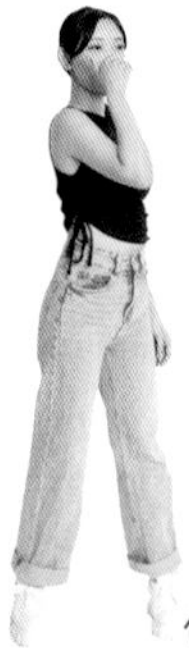

しっかり食べて空腹になるスキを与えない

おなかすいた……

何度もお伝えしている通り、一番大事なのはやっぱり「しっかり食べること」。そうすればストレスも生まれず、おなかがすいて余計なものをあれこれつまんでしまう心配もなし。

それでもおなかがすいたなら

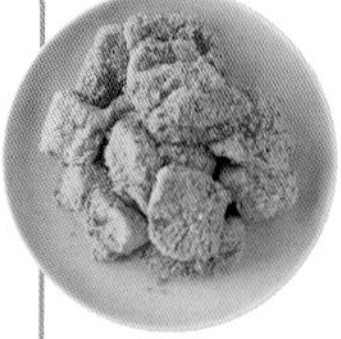

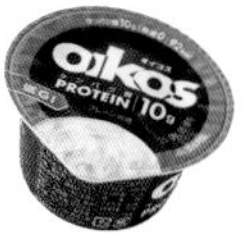

夜に空腹が襲ってきたら…

「あとは寝るだけだし食べる必要ナシ」と考えて、早めにお布団へ。仕事や勉強で夜更かししないといけないときは、レシピページの「#夜食にGO」がついているものに頼って。

優秀おやつにレスキュー要請

どうしても「小腹がすいた」「口さびしい」というときは、おやつを食べてもOK。自分で作れるスイーツ（p.110～113）やおすすめ間食（p.94～96）なら罪悪感は生まれません。

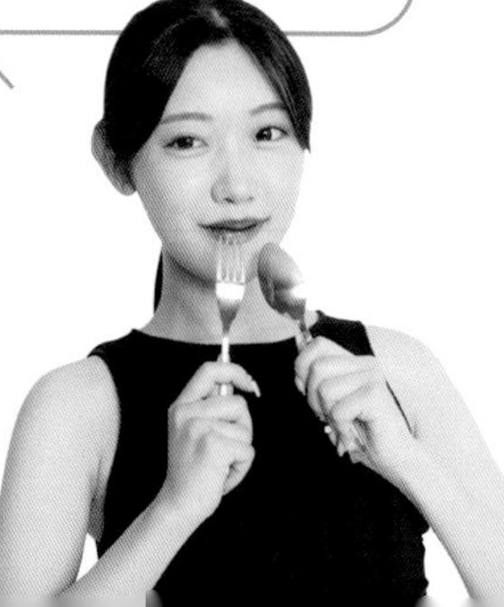

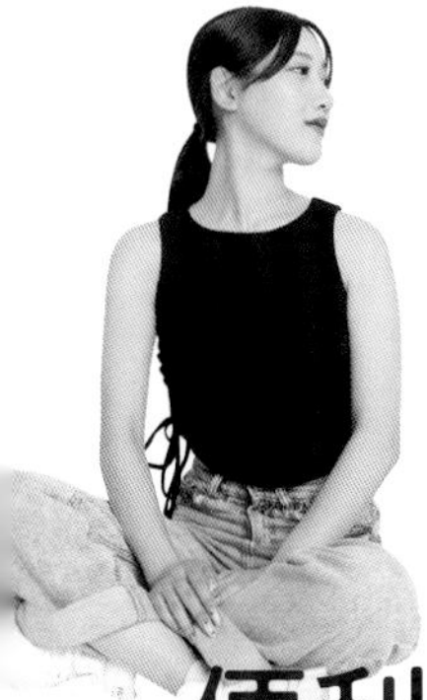

体力が
限界です

コンビニ飯や便利食材にガンガン頼る

毎日自炊するって実は超絶スゴイこと。疲れたらカット野菜や下処理済み食材に頼ったり、時間がないときや作るのが嫌になったときはコンビニ飯を買ったりしてOKです。

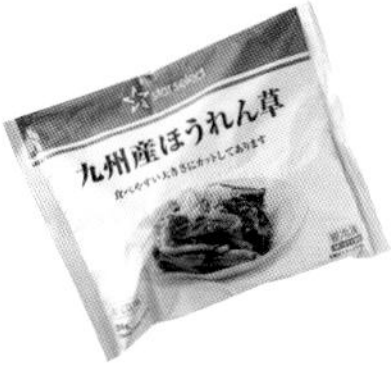

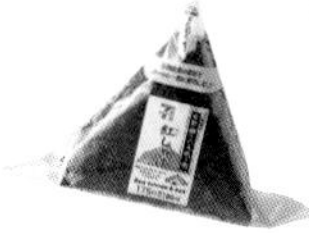

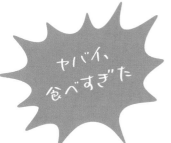

ヤバイ、
食べすぎた

爆食しちゃってもどっかで調整すればよし

ランチ会で食べすぎた、飲み会が続いた……なんてときもありますよね。その日のカロリーがオーバーしても、その後数日の摂取カロリーを少しずつ減らして調整すればOK。あまり気負わずに。

お酒やつまみ選びに気をつければ無問題

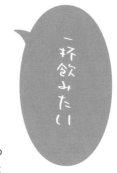

一杯飲みたい

飲みに行くのも、お酒はハイボールや甘くないサワー類、おつまみは野菜や肉や魚系を中心に選べばOK。もちろんバランスの問題で、かくいう私も一杯目はビールを飲んじゃいます。

ゆっくりゆるめに実践したい人の

イージープログラム

EASY

イージープログラムでは、ボリュームやガッツリ感にこだわりました。
満足感が高すぎて、ダイエット感覚がなくなりそう!?

夜	昼	朝	
揚げないから揚げ +基本の美人ヤセごはん +もち&シャキ生春巻き	豚しゃぶパスタサラダ +スティックサラダチキン +高タンパク質ヨーグルト	ヘルシー ふわとろオムライス	DAY 1
おなかにたまる ささみチーズロール +基本の美人ヤセごはん +美容爆弾サラダ	がっつりスタミナ丼	幸福のダイエット トマトカレー	DAY 2
美食材ぶっこみオーブン焼き +基本の美人ヤセごはん	ビタミン豊富満足ビビンバ +ほぼ水!? ぷるぷるわらび餅	腹もちチーズカレードリア +美容爆弾サラダ	DAY 3
完全保存版！超やわらか蒸し鶏 +ブロマヨ梅おかかだれ +基本の美人ヤセごはん +脂肪燃焼スープ	えびと卵の 美人プリふわトマト丼	腸活キムチーズ グラタン +美容爆弾サラダ +基本の美人ヤセごはん	DAY 4
美肌ささみレモンバター焼き +基本の美人ヤセごはん +太らぬサンラータンクッパ	ボリューミーとんぺい焼き +ほぼ水!? ぷるぷるわらび餅	ねぎ塩サーモンの抗酸化丼 +もはやピザ！ キムチーズチヂミ	DAY 5
絶品ヤセハンバーグ +基本の美人ヤセごはん +美容爆弾サラダ	背徳のみそバターコーン ラーメン +基本の美人ヤセごはん	完全保存版！超やわらか蒸し鶏 +エスニック風だれ +もはやピザ！キムチーズチヂミ +脂肪燃焼スープ	DAY 6
鶏むねの美肌パプリカ炒め +基本の美人ヤセごはん +美容爆弾サラダ	やみつきガパオライス	おにぎり+チルド豚汁 +サラダチキン +せん切りキャベツ +和風ドレッシング	DAY 7

EASY

DAY 1

初日から時間に余裕がなくてギリギリ。でもコンビニ飯ランチでセーフ！
夜はから揚げで揚げ物欲を満たして。朝も夜も電子レンジに頼ります。

朝

バタバタの朝はスイッチひとつで

ヘルシーふわとろオムライス (p.70)

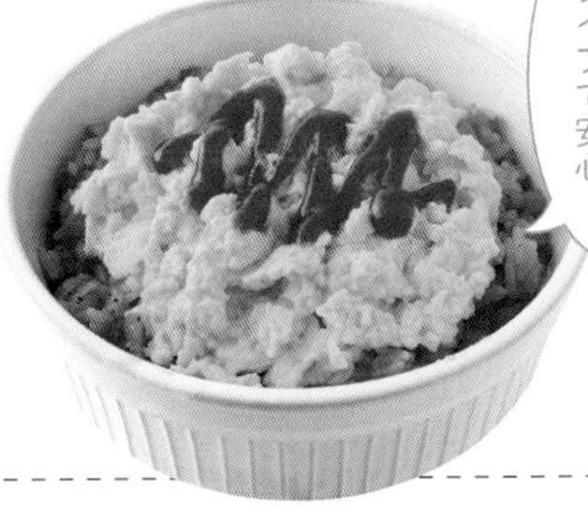

マヨでふわふわ。カロリーオフタイプで安心

タンパク質たっぷり

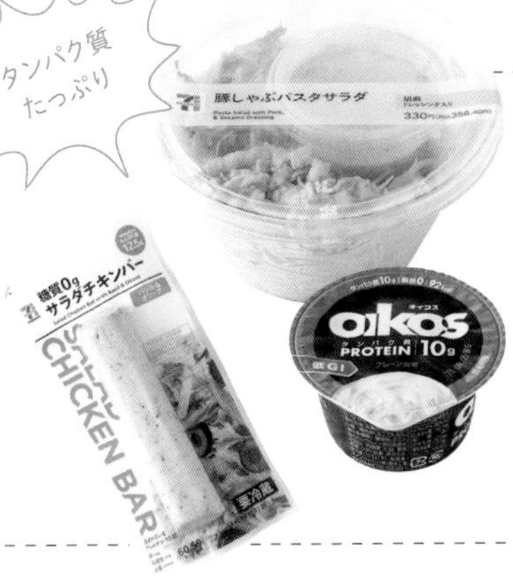

昼

野菜も肉もとれるパスタサラダを

豚しゃぶパスタサラダ
＋
スティックサラダチキン
＋
高タンパク質ヨーグルト

夜

レンジでここまでカラリと仕上がる！？

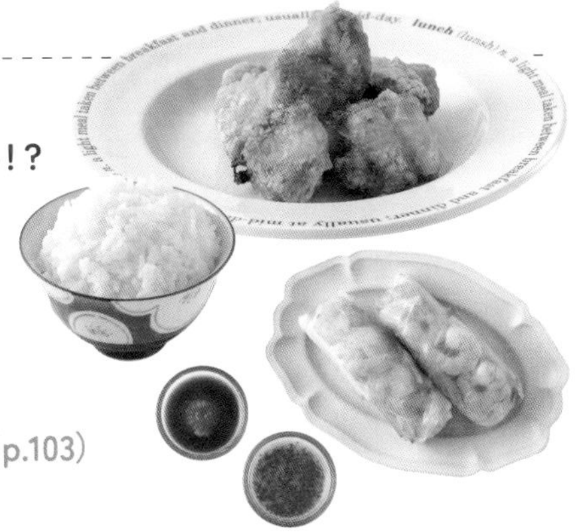

揚げないから揚げ (p.66)
＋
基本の美人ヤセごはん (p.68)
＋
もち＆シャキ生春巻き (p.103)

この日の総摂取エネルギー量 ＞ **1405 kcal**

※市販品のエネルギー量は目安で計算しています。

DAY 2

朝はカレー、お昼はにんにく風味の甘辛味、夜はチーズ入りと、
3食すべてガッツリめにいっちゃいます！

朝

鶏むね肉が驚きの
やわらかさ♡

幸福のダイエットトマトカレー(p.72)

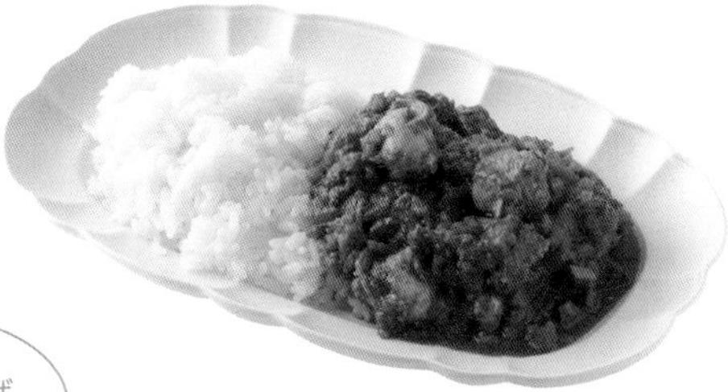

卵黄を混ぜ混ぜ
しながら食べる♪

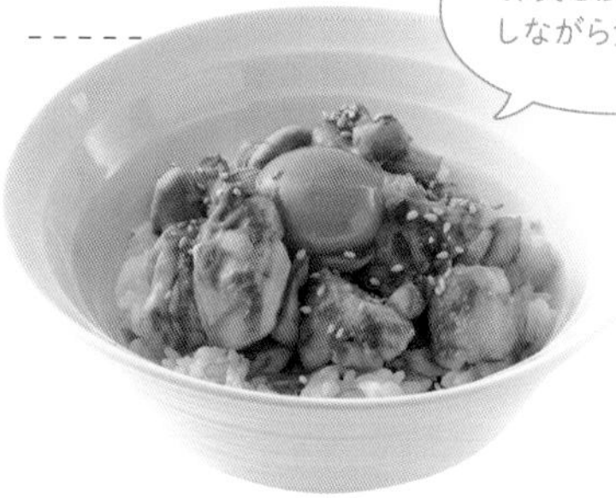

昼

ねぎの歯ごたえがイイ感じ

がっつりスタミナ丼(p.81)

具だくさんサラダで
美をチャージ！

夜

ささみのずっしり感がハンパない

おなかにたまるささみチーズロール(p.62)
＋
基本の美人ヤセごはん(p.68)
＋
美容爆弾サラダ(p.102)

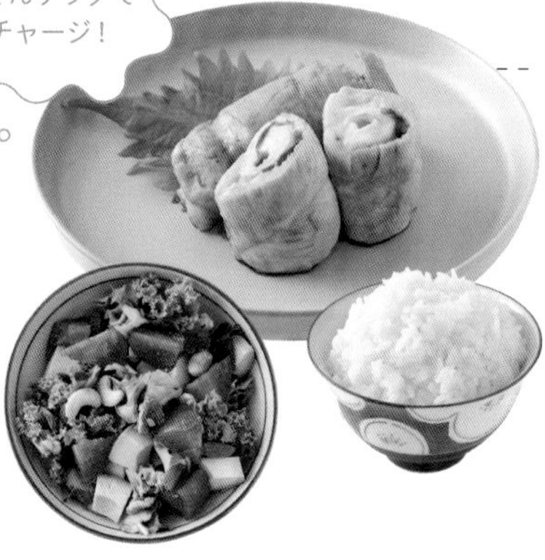

この日の総摂取エネルギー量 ＞ **1530 kcal**

EASY

DAY 3

朝食とお弁当作りを頑張った分、夜はぶっこみ系の簡単メニューに。
３食通して、野菜がたっぷりめにとれる組み合わせ。

朝

朝からガッツリいただきます！

腹もちチーズ
カレードリア（p.79）
＋
美容爆弾サラダ（p.102）

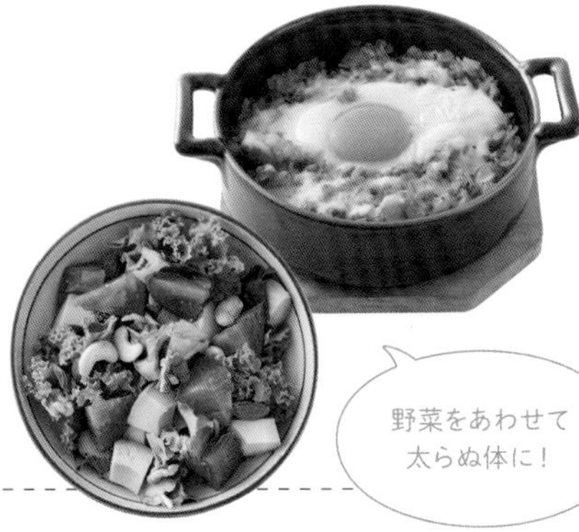

野菜をあわせて
太らぬ体に！

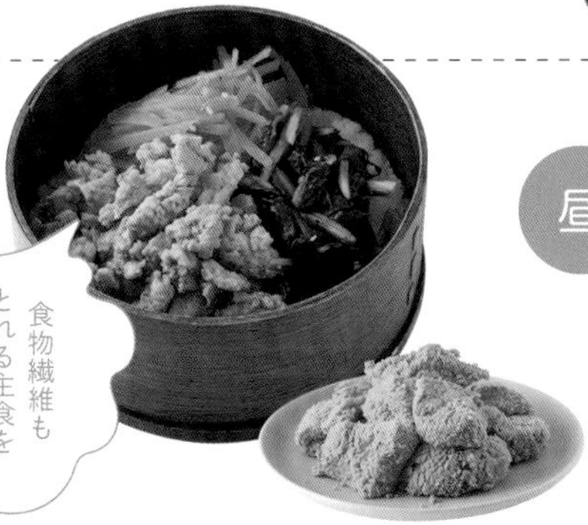

食物繊維も
とれる主食を
お弁当に

昼

デザート付きのビビンバ弁当

ビタミン豊富
満足ビビンバ（p.76）
＋
ほぼ水!?
ぷるぷるわらび餅（p.112）

夜

一品で魚も野菜もとれてラクちん

美食材ぶっこみ
オーブン焼き（p.54）
＋
基本の美人ヤセ
ごはん（p.68）

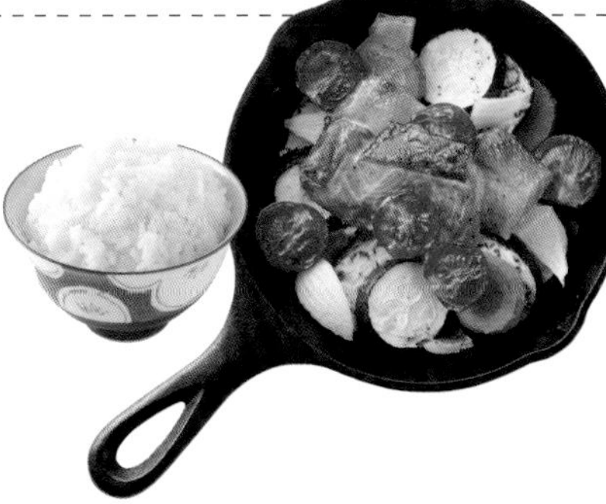

この日の総摂取エネルギー量 ＞ **1522** kcal

DAY 4

朝はレンチンで手軽にできるグラタン、昼はワンパンで作れる
丼で簡単に。夜に作った蒸し鶏の残り半分は6日目へ。

朝

グラタンは材料4つをぶっこむだけ

腸活キムチーズ
グラタン(p.67)
＋
美容爆弾サラダ(p.102)
＋
基本の美人ヤセごはん(p.68)

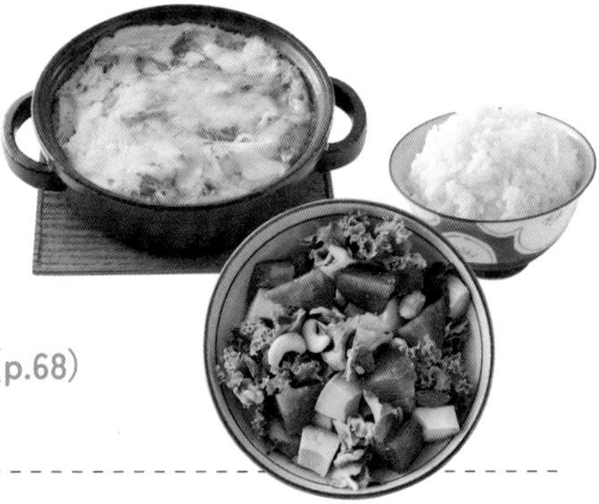

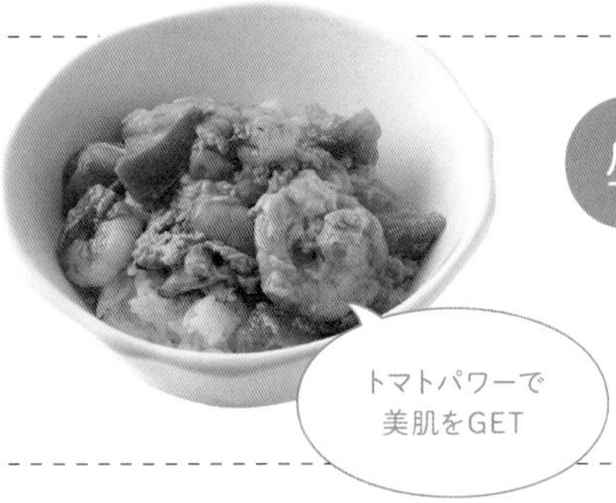

昼

中華屋の味がおうちでできちゃう

えびと卵の美人
プリふわトマト丼(p.82)

夜

梅おかかだれでごはんがすすむ！

完全保存版！　超やわらか
蒸し鶏(p.58) 1/2量
＋
ブロマヨ梅おかかだれ(p.59)
＋
基本の美人ヤセごはん(p.68)
＋
脂肪燃焼スープ(p.104)

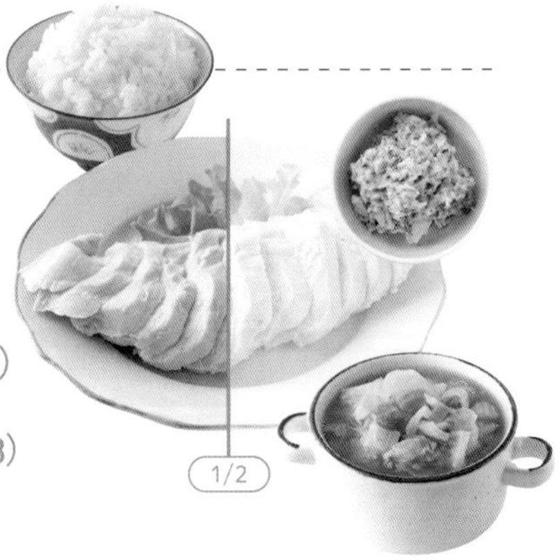

この日の総摂取エネルギー量 ＞ **1550 kcal**

EASY

DAY 5

朝にしっかりめに食べる日。残ったチヂミは翌日にも活躍します。
夜はタンパク質入りスープでぐっと満足感を出して。

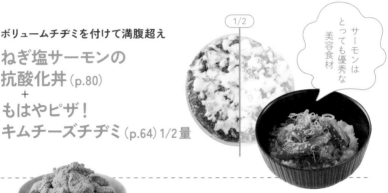

朝

ボリュームチヂミを付けて満腹超え

ねぎ塩サーモンの抗酸化丼 (p.80)
＋
もはやピザ！キムチーズチヂミ (p.64) 1/2量

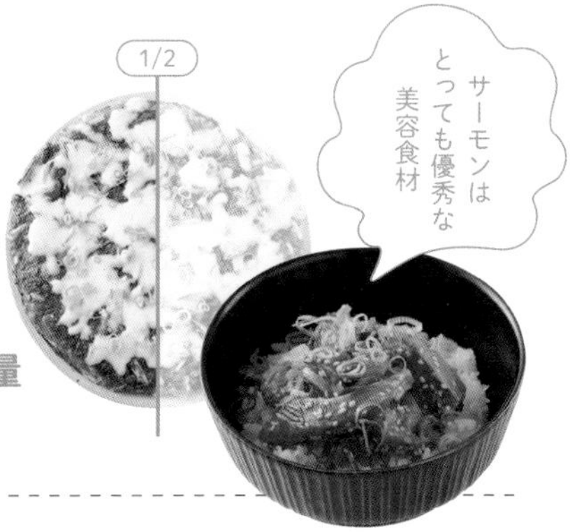
1/2
サーモンはとっても優秀な美容食材

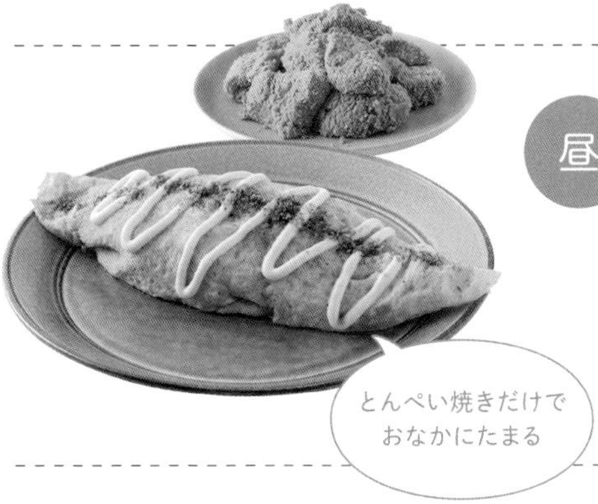
とんぺい焼きだけでおなかにたまる

昼

食後の甘味がありがたい～！

ボリューミーとんぺい焼き (p.52)
＋
ほぼ水!?ぷるぷるわらび餅 (p.112)

夜

野菜は具だくさんスープでとるべし

美肌ささみレモンバター焼き (p.63)
＋
基本の美人ヤセごはん (p.68)
＋
太らぬサンラータンクッパ (p.106)

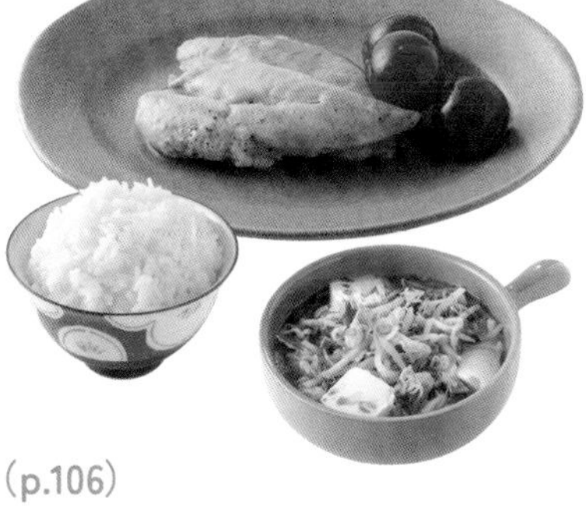

この日の総摂取エネルギー量 ＞ **1403kcal**

DAY 6

朝はチヂミをごはん代わりに。お昼にはなんとラーメン×ライスのコンビ！
しかしそれには飽き足らず……夜もばっちり食べちゃいます。

朝

蒸し鶏とチヂミは作り置きだからラク！

完全保存版！ 超やわらか
蒸し鶏（p.58）1/2量
＋
エスニック風だれ（p.59）
＋
もはやピザ！
キムチーズチヂミ（p.64）1/2量
＋
脂肪燃焼スープ（p.104）

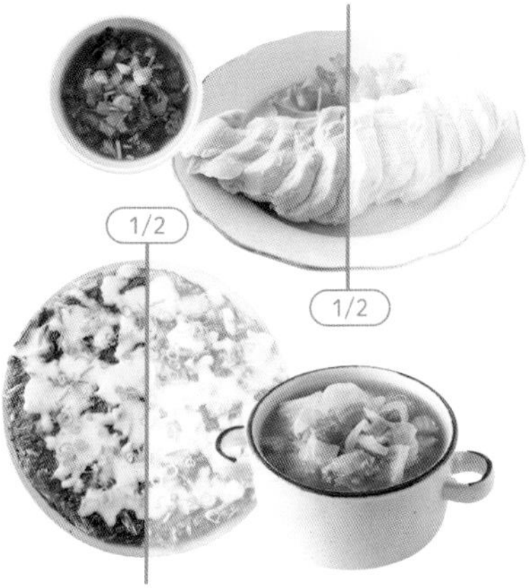

ラーメンのスープも飲み干しちゃう

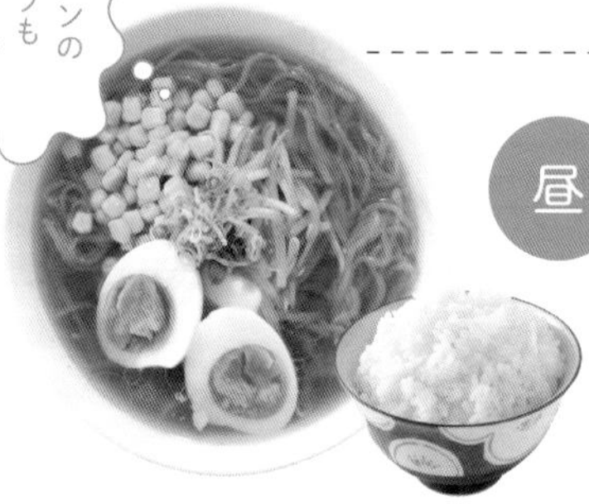

昼

禁断のラーメンライス！

背徳のみそバター
コーンラーメン（p.84）
＋
基本の美人ヤセごはん（p.68）

夜

手を汚さずに秒で作れる

絶品ヤセハンバーグ（p.50）
＋
基本の美人ヤセごはん（p.68）
＋
美容爆弾サラダ（p.102）

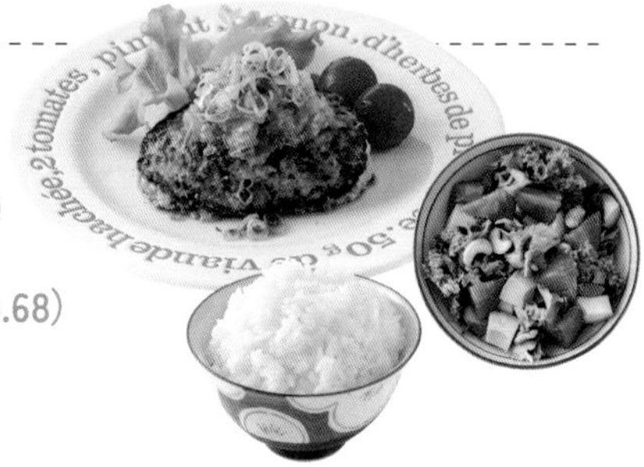

この日の総摂取エネルギー量 ＞ **1576 kcal**

EASY

DAY 7

あっという間に最終日。力尽きそうなら、朝ごはんはコンビニへ。
昼と夜は自分の好きなものを。もちろん量はしっかりと！

朝

タンパク質も野菜もどっさり

おにぎり＋チルド豚汁
＋
サラダチキン
＋
せん切りキャベツ
＋
和風ドレッシング

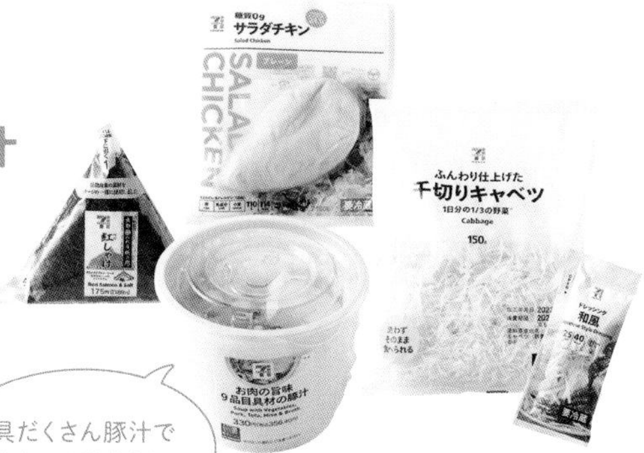

具だくさん豚汁で
効率よく栄養摂取

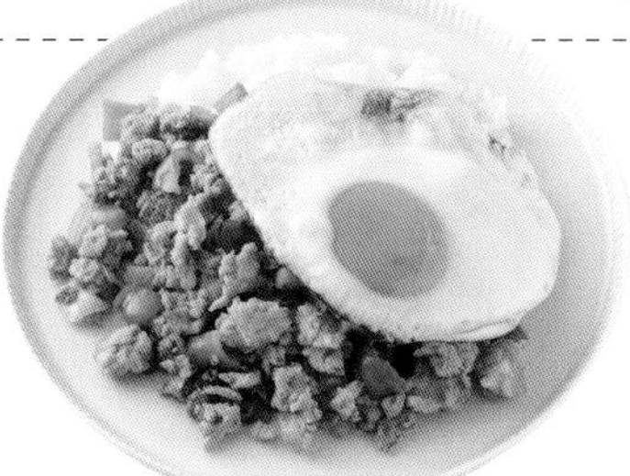

昼

目玉焼きが可愛いカフェ風ごはん

やみつき
ガパオライス（p.74）

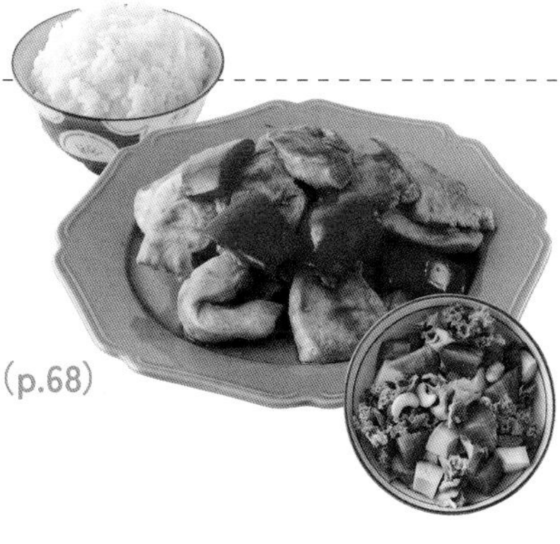

夜

豪快だけど、むね肉はやわらか♡

鶏むねの
美肌パプリカ炒め（p.56）
＋
基本の美人ヤセごはん（p.68）
＋
美容爆弾サラダ（p.102）

この日の総摂取エネルギー量 ＞ **1562kcal**

※市販品のエネルギー量は目安で計算しています。

頑張って短期間で結果を出したい人の
ハードプログラム

HARD

ハードプログラムでは、やや少なめの摂取エネルギー量を意識しています。
ご褒美メニューもほどよく食べられるので、ストレスフリー！

夜	昼	朝	
鶏むねの美肌パプリカ炒め +基本の美人ヤセごはん	しらたき明太バターパスタ	究極にヘルシーな 本気雑炊風	DAY 1
モリモリ野菜チーズリゾット	驚きの満足感！もやしナポリタン +完全保存版！ 超やわらか蒸し鶏 +エスニック風だれ	低糖質パン +カップスープ +チキンサラダ +オニオンドレッシング	DAY 2
絶品ヤセえびチリ +基本の美人ヤセごはん	低糖質おにぎり +カップみそ汁 +せん切り野菜 +青じそドレッシング	脂肪燃焼スープ +こってりむね肉チャーシュー +基本の美人ヤセごはん	DAY 3
野菜たっぷり無水カレー	食物繊維たっぷり 焼きそば	太らぬサンラータンクッパ +こってりむね肉チャーシュー +基本の美人ヤセごはん	DAY 4
背徳のみそバターコーン ラーメン	ビタミン豊富満足ビビンバ	もち&シャキ生春巻き +基本の美人ヤセごはん	DAY 5
こってりむね肉チャーシュー +基本の美人ヤセごはん	ピリ辛なす温玉そうめん	美容爆弾サラダ	DAY 6
きれい化促進 サムギョプサル風サラダ	ねぎ塩サーモンの抗酸化丼	完全保存版！ 超やわらか蒸し鶏 +ピリ辛きゅうりだれ	DAY 7

※さらにお好みで、サラダ(p.100～103)やスープ(p.104～109)などを適宜追加して。野菜がとれて満足感もアップします。

DAY 1

初日の朝はちょっぴりヘルシーめ。お昼にはバターでコクのあるメニュー、
夜はお肉モリモリメニューで満足感を。

朝

米なしでも食べ応えgood

究極にヘルシーな本気雑炊風 (p.83)

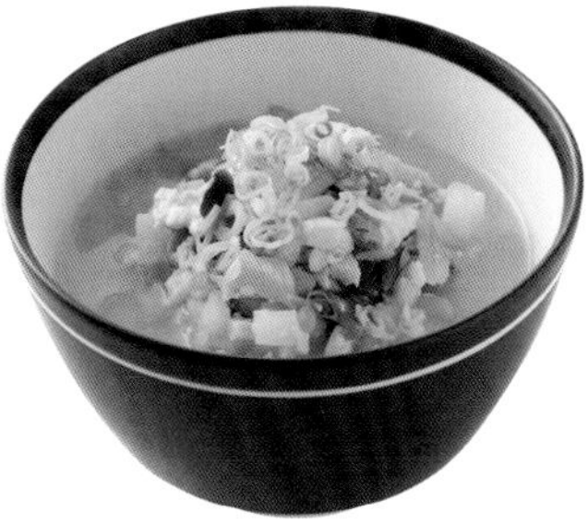

ヘルシーめんで
パスタ欲解消！

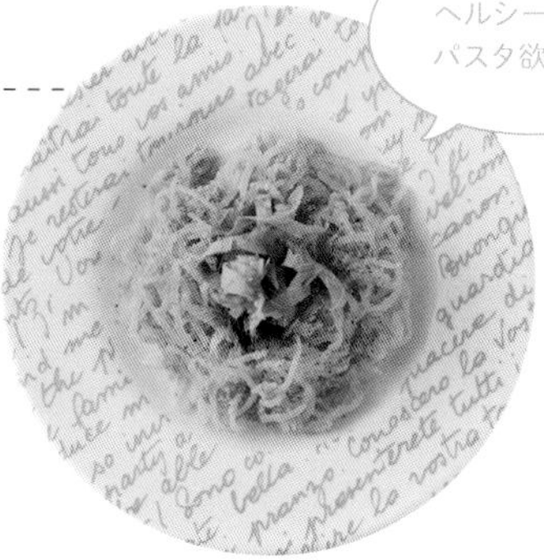

昼

明太子×バターの黄金コンビ

しらたき明太バターパスタ (p.89)

美肌の友・
パプリカを投入

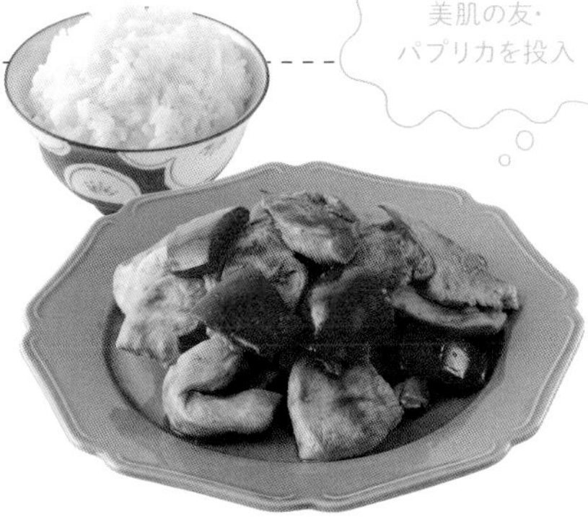

夜

こってり味がたまらん！

鶏むねの美肌パプリカ炒め (p.56)
＋
基本の美人ヤセごはん (p.68)

この日の総摂取エネルギー量 ＞ **715kcal**

DAY 2

朝はコンビニに頼ったパンメニューに。お昼と夜は、もやしやミックス
野菜をどっさり使ったこってりメニューで、コスパよく。

朝

低糖質商品は積極的に活用します

低糖質パン＋カップスープ
＋
チキンサラダ
＋
オニオンドレッシング

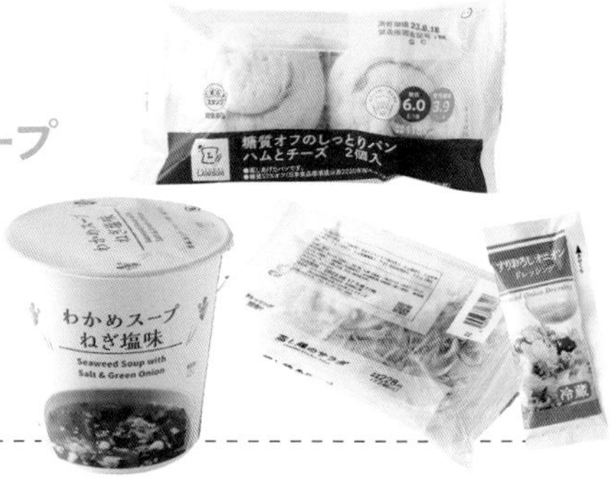

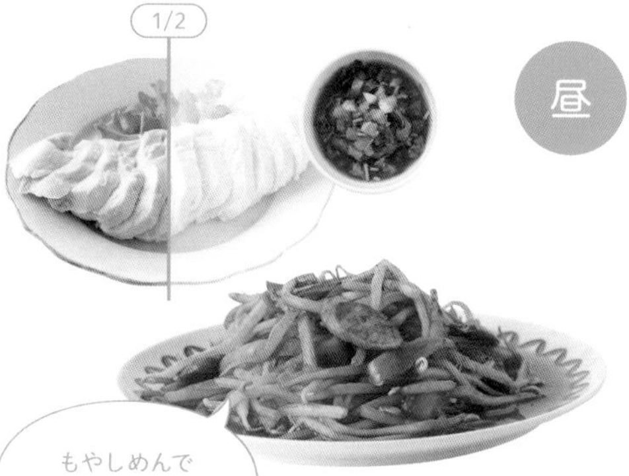

もやしめんで
罪悪感なし！

昼

昔懐かしいあの味そのもの！

驚きの満足感！
もやしナポリタン(p.88)
＋
完全保存版！ 超やわらか
蒸し鶏(p.58) 1/2量
＋
エスニック風だれ(p.59)

夜

ミックス野菜で手間も省ける

モリモリ野菜
チーズリゾット(p.78)

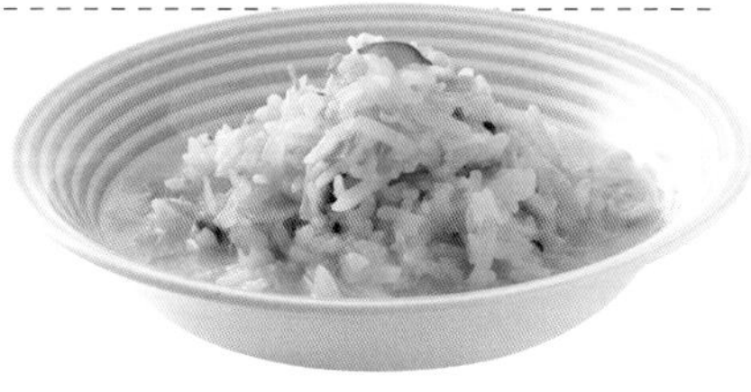

この日の総摂取エネルギー量 ＞ **1081kcal**

※市販品のエネルギー量は目安で計算しています。

HARD

DAY 3

朝ごはんは、チャーシューに野菜たっぷりスープをつけて。
お昼は今日もコンビニに頼ります。夜はこってりめのメニューに。

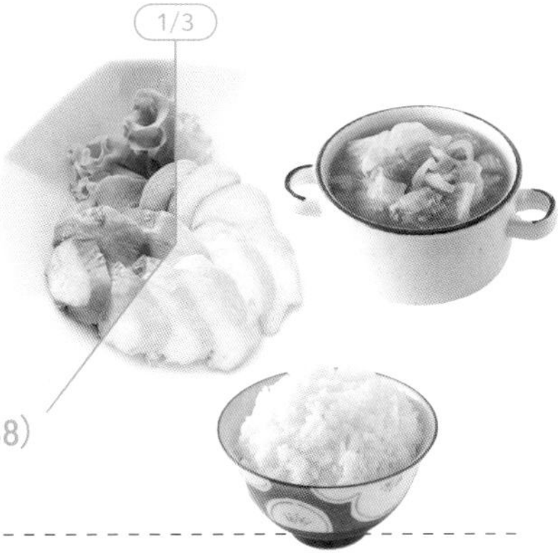

朝

野菜はスープでチャージ！

脂肪燃焼スープ（p.104）
＋
こってりむね肉
チャーシュー（p.57）1/3量
＋
基本の美人ヤセごはん（p.68）

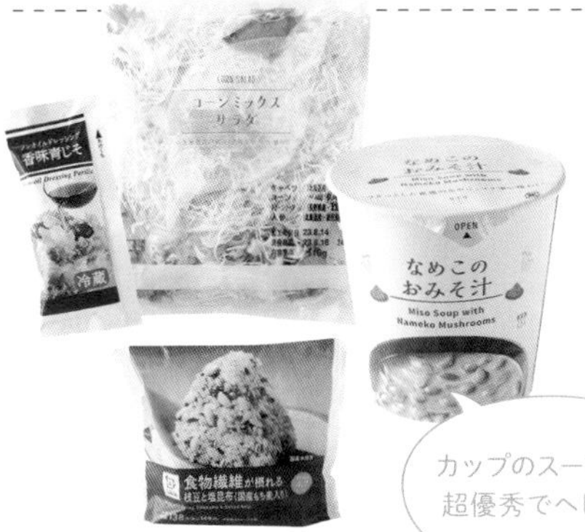

カップのスープ類は
超優秀でヘビロテ

昼

コンビニのミックス野菜は超優秀

低糖質おにぎり
＋
カップみそ汁
＋
せん切り野菜
＋
青じそドレッシング

夜

ぷりぷり食感に甘辛味が推せる

絶品ヤセえびチリ（p.61）
＋
基本の美人ヤセ
ごはん（p.68）

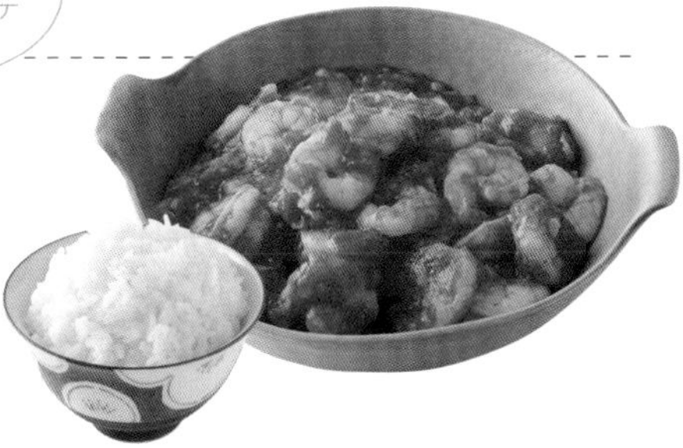

この日の総摂取エネルギー量 ＞ **937 kcal**

※市販品のエネルギー量は目安で計算しています。

DAY 4

作り置きしたチャーシューで、今日もラクチン朝ごはん。豪華な汁物をつけて。
お昼には焼きそばをお弁当に。夜はガッツリカレーが待っています。

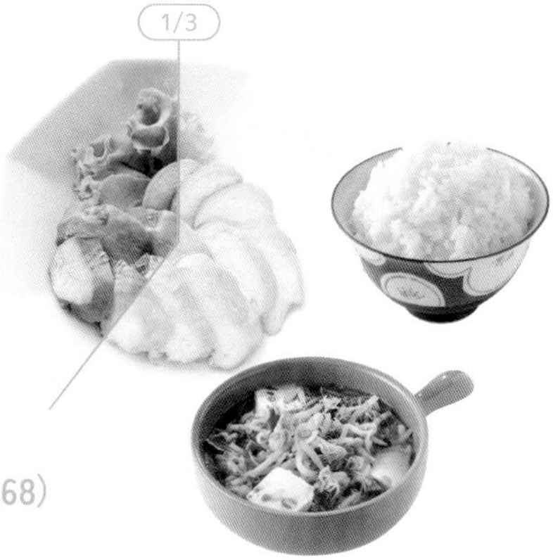

朝

朝から鶏肉&豚肉を食べちゃう

太らぬサンラータン
クッパ(p.106)
+
こってりむね肉
チャーシュー(p.57) 1/3量
+
基本の美人ヤセごはん(p.68)

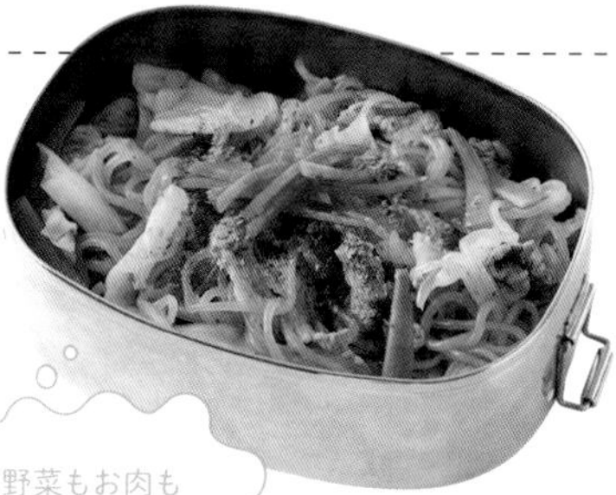

野菜もお肉も
とれちゃうよ

昼

冷めてもおいしいからお弁当向き

食物繊維たっぷり
焼きそば(p.86)

夜

6種の具材をぶっこんだ栄養カレー

野菜たっぷり
無水カレー(p.77)

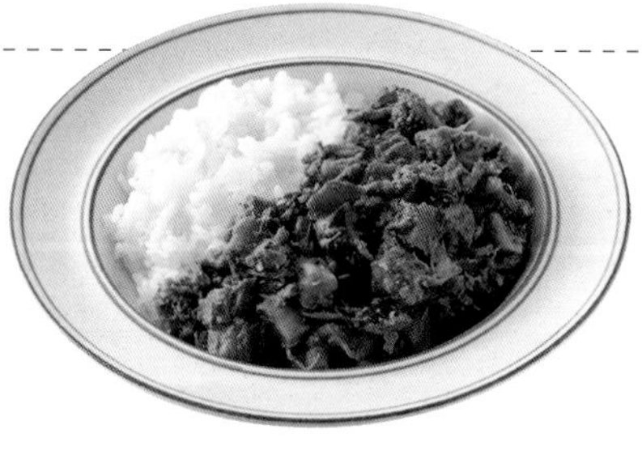

この日の総摂取エネルギー量 〉 **994 kcal**

DAY 5

朝は野菜たっぷりメニュー、昼はさっと作って食べられるビビンバを。
夜はまさかのこってりラーメンで背徳感を味わって。

朝

2種のソースのおかげで ごはんのおかずになる

もち&シャキ生春巻き(p.103)
＋
基本の美人ヤセごはん(p.68)

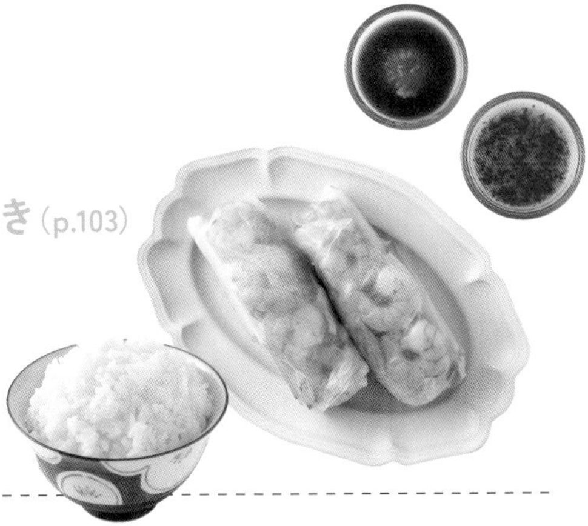

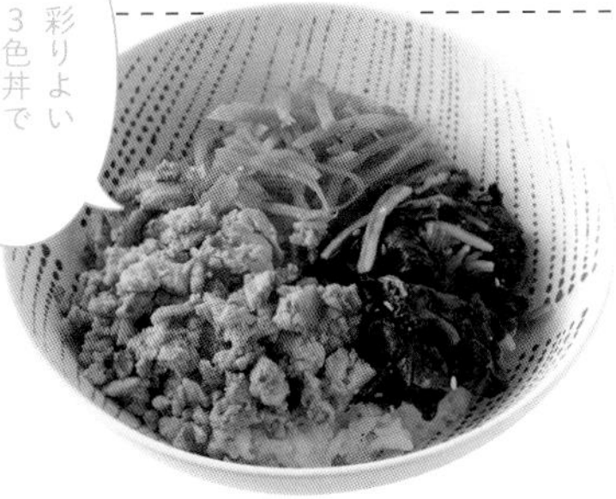

彩りよい
3色丼で
気分も上がる

昼

ごま油の香りで 昼も食欲全開!

ビタミン豊富 満足ビビンバ(p.76)

バターを
落として
大絶賛の予感

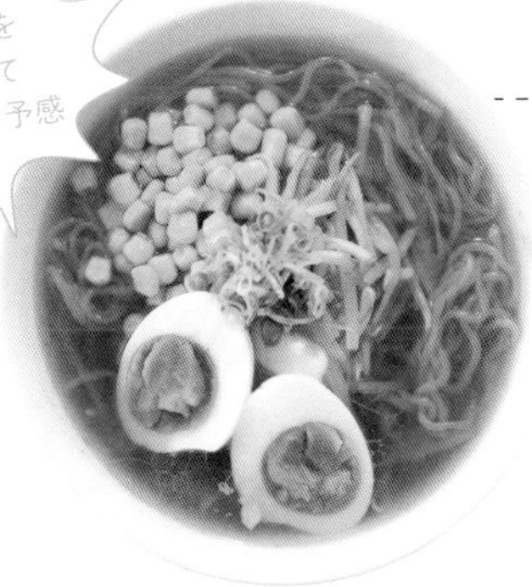

夜

ラーメン欲を満たすのに 太らない一杯

背徳のみそバターコーンラーメン(p.84)

この日の総摂取エネルギー量 ＞ **992kcal**

DAY 6

朝は具だくさんサラダで済ませます。お昼はそうめんでささっと
作れるメニューをチョイス。夜は作り置きしておいたチャーシューで。

朝

ワンボウルで野菜をたっぷりとれる

美容爆弾サラダ（p.102）

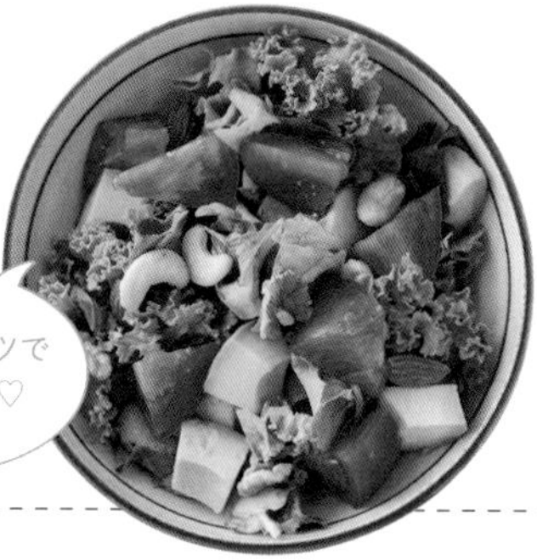
アボカド&ナッツで
良質な脂質も♡

昼

**豆板醤×ラー油で
やみつきの辛さ！**

ピリ辛なす温玉
そうめん（p.93）

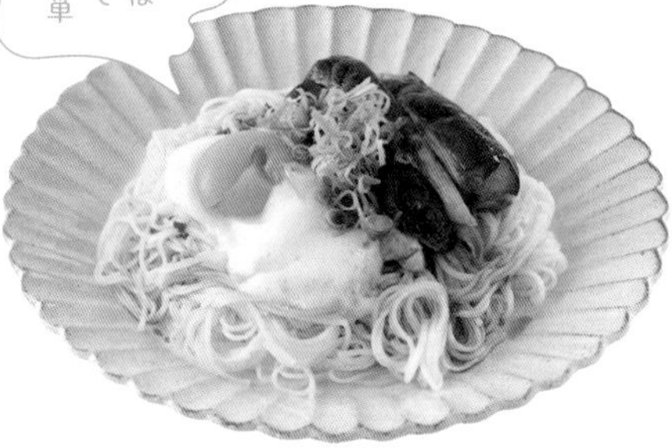
蒸しなすは
レンチンで
作るから簡単

夜

鶏むね肉だけどしっとり

こってりむね肉
チャーシュー（p.57）1/3量
＋
基本の美人ヤセ
ごはん（p.68）

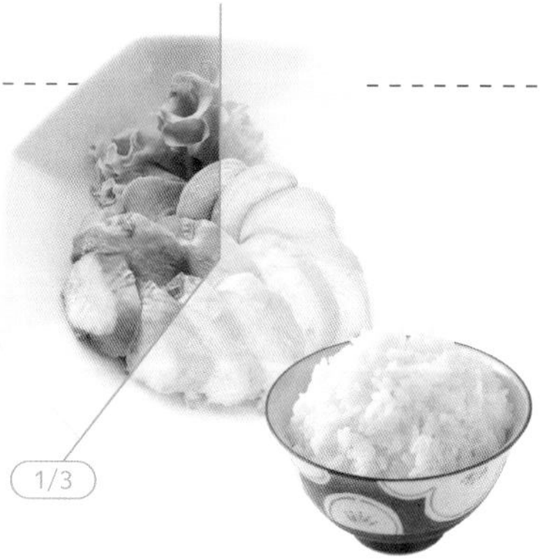
1/3

この日の総摂取エネルギー量 ＞ **844 kcal**

HARD

DAY 7

最終日。朝、夜はお肉をしっかり食べられるメニューに。
お昼は魚メインメニューで、タンパク質摂取の一日にしました。

朝

作り置きの蒸し鶏ですぐいただきます

完全保存版！ 超やわらか蒸し鶏（p.58）1/2量
＋
ピリ辛きゅうりだれ（p.59）

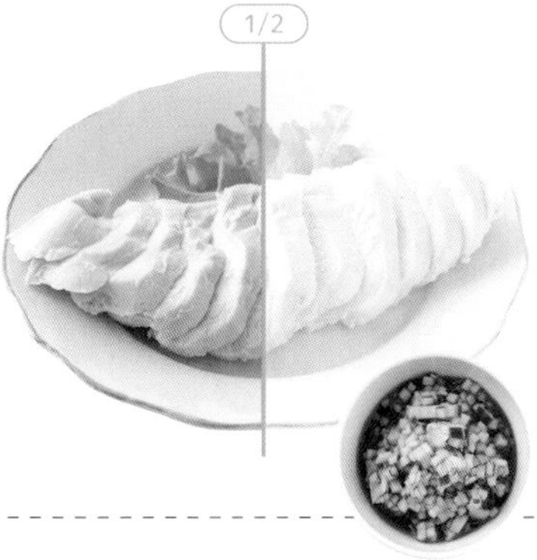
1/2

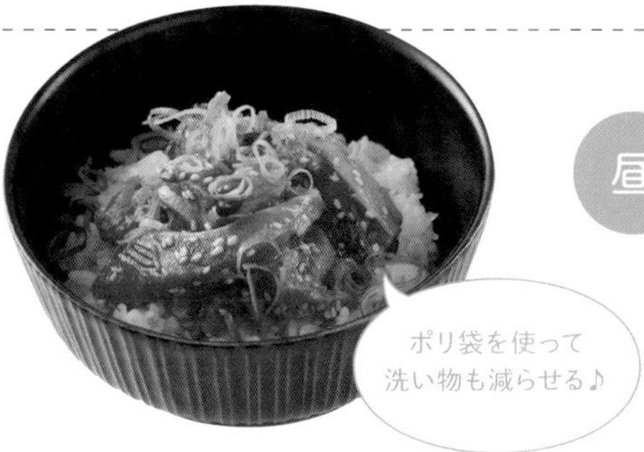
ポリ袋を使って
洗い物も減らせる♪

昼

火を使わないレシピでささっと完成

ねぎ塩サーモンの抗酸化丼（p.80）

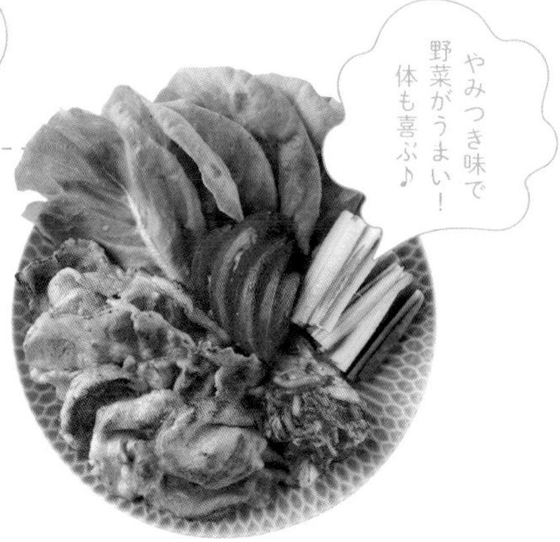
やみつき味で
野菜がうまい！
体も喜ぶ♪

夜

たっぷりの野菜とお肉で満腹！

きれい化促進サムギョプサル風サラダ（p.100）

この日の総摂取エネルギー量 ＞ 929 kcal

COLUMN 01

ストイックなのはNO！

できればやりたいゆる美人習慣

「絶対こうしなきゃダメ」と自分を縛るのは継続の妨げに。私が日々なんとな～くゆる～く実践している習慣を紹介します。

食習慣 1

夜ごはんはなるべく「21時までに」

毎日24時半頃に寝るのですが、夜ごはんはその3時間半くらい前までに済ませるように。むずかしいときもあるので、「なるべく」くらいのスタンスで。

食習慣 2

できるときは「副菜や汁物から」食べる

血糖値が急上昇しないよう、献立にあるときは副菜や汁物から食べ始めます。プラスで何かするわけではなく、ただ順番を変えるだけなのでおすすめ。

食習慣 3

ごはんは「じっくり時間をかけて」食べる

食事の速さはわりとゆっくりです。よく噛んで食べることで消費エネルギーが増えるとも言われていますし、じっくり時間をかけて食べています。

食習慣 4

「1日3食」にあまりこだわりすぎない

ベースは3食ですが、「毎日絶対に」というわけではありません。2食で済ませることや、逆にこまめに5食食べることも。総摂取エネルギー量で考えるので、あまり影響ないんです。

食習慣 5

水分補給は「喉が渇いたら」でOK

一時期、水分補給を意識しすぎて無理に飲みすぎ、体調を崩したりストレスになったりした経験が。「喉が渇いたら飲む」程度にしたら、ぐっと気がラクに。

PART

2

美人になれる食べヤセレシピ

さあ、いよいよ食べヤセレシピに挑戦です。妥協なしの主菜、待望のごはんもの、衝撃のめん類、美を呼ぶサラダ、味方のスープ、歓喜のスイーツ……自慢の52レシピをどーんと紹介します！

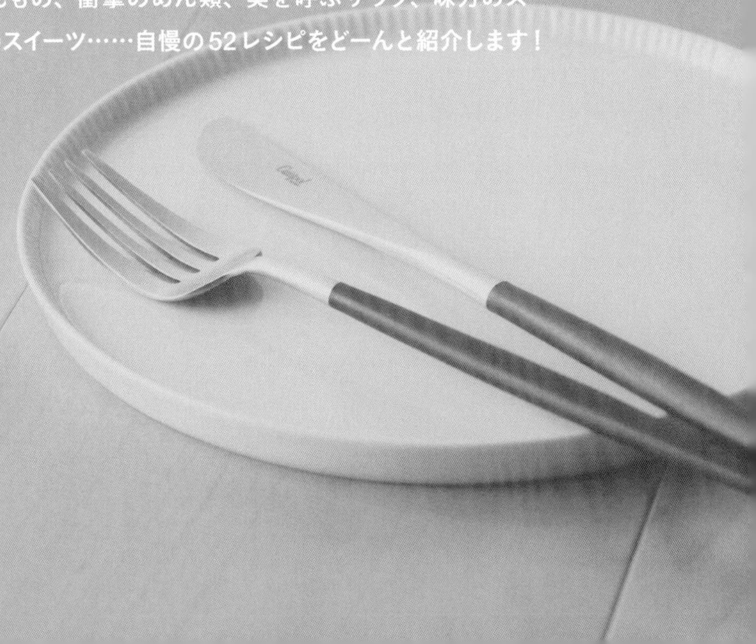

冷蔵庫&台所に集結させたい

最強美人食材&調味料

ヤセる食事を作るには、優秀な食材・調味料を使うのが
大きな鍵になります(特に調味料は意外な落とし穴多し)。
私がヘビロテしているおすすめの食材・調味料がこちら!

この3つが一軍。
スーパーに行ったら
とりあえずカゴへ!

きれい食材

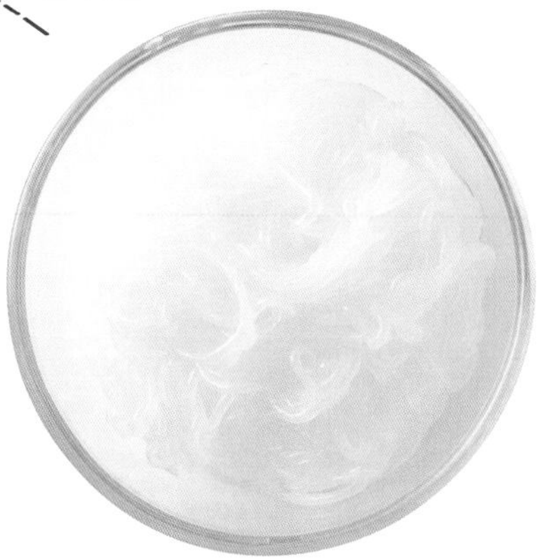

しらたき

低カロリーで腹もちのいい、ザ・優等生。アク抜きのために下ゆでが必要ですが、下ゆで済みのものを使えばラクちんです。

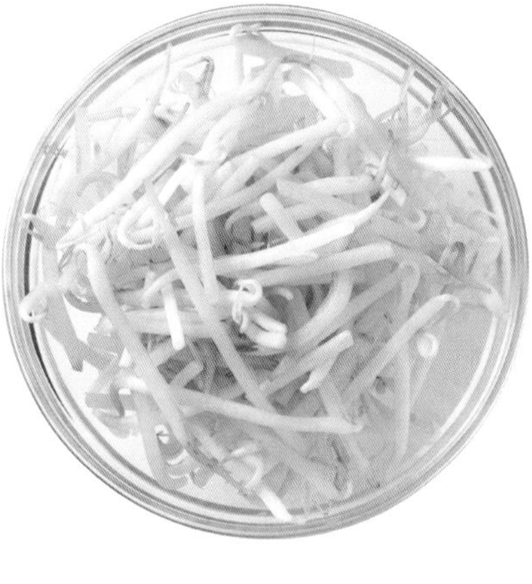

もやし

同じく低カロリー食材。とにかく安いので、あらゆるメニューにどんどん投入してかさましししましょう。幅広い料理に使えるのも◎。

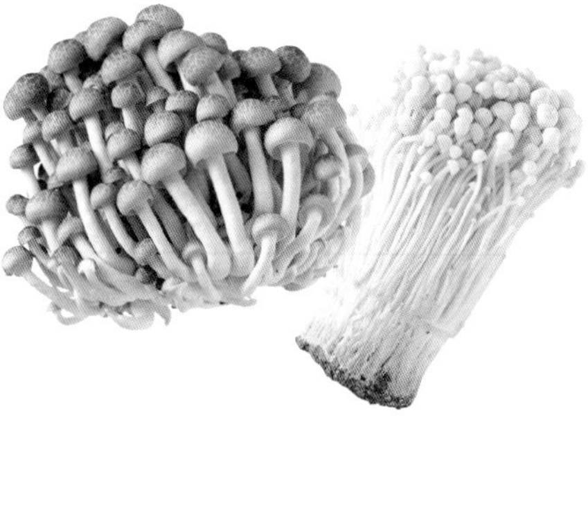

きのこ

こちらも低カロリー食材。食物繊維が豊富なのでお通じ改善に一役買います。また、うまみたっぷりなので加えるだけで味わい豊かに。

スタンバイさせたい 二軍食材

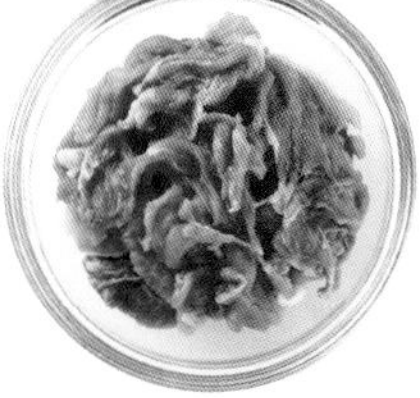

豚肉
（脂質の少ない赤身など）

豚肉は、ももやヒレなどの脂肪が少ない部位がおすすめ。ロースもほどよい量ならOK。

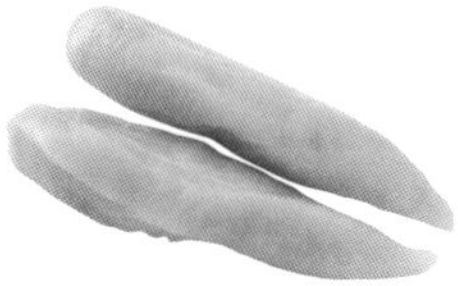

ささみ

同じく、低カロリー・低脂質・高タンパク。サイズが小さい分、調理しやすいのが嬉しい。

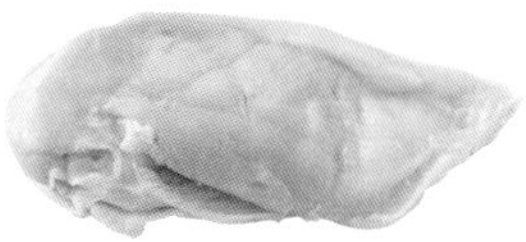

鶏むね肉

低カロリー・低脂質・高タンパクな強い味方。ただし、鶏皮は脂質が多いので除いて。

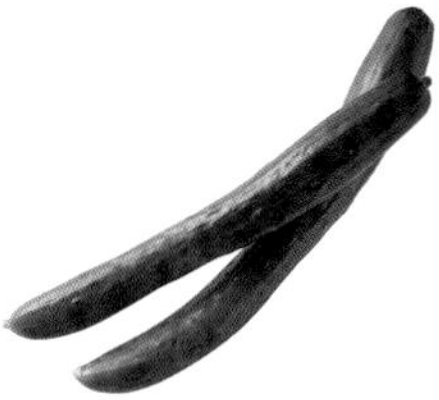

きゅうり

同じく、低カロリー・低糖質・水分豊富。歯ごたえがあるので満腹感も得やすいです。

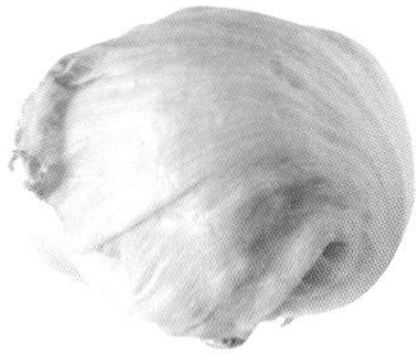

レタス

低カロリーで低糖質。食物繊維と水分が豊富なので、お通じをよくしてくれます。

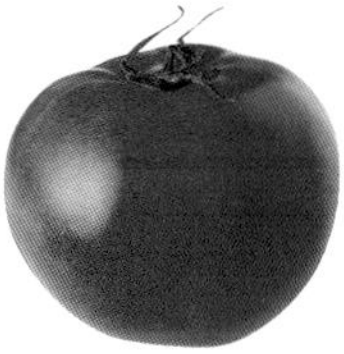

トマト

美容効果のあるリコピンが豊富。うまみたっぷりで、生のままでも加熱しても使えて◎。

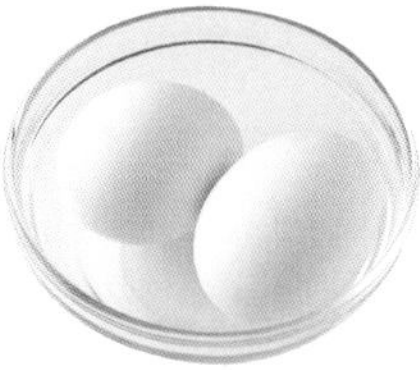

卵

高タンパク・低糖質で、腹もちがいい食材。トッピングに落とすだけでも幸せになれる！

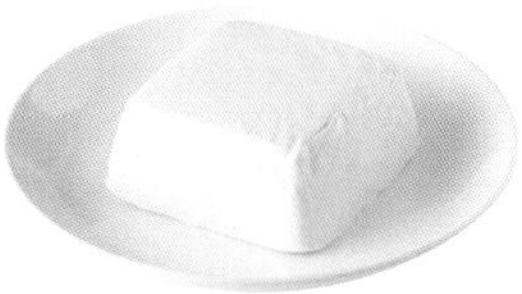

豆腐

低カロリー・低糖質でタンパク質が豊富。コスパもよし！ かさまし食材としても優秀です。

一発で味を決めてくれる
頼もしいメンバー

オイスターソース

かきのうまみとコクで料理にぐぐぐっと深みが出ます。脂質が少ないので安心。炒め物に、スープに、カレーの隠し味にと使い道色々。

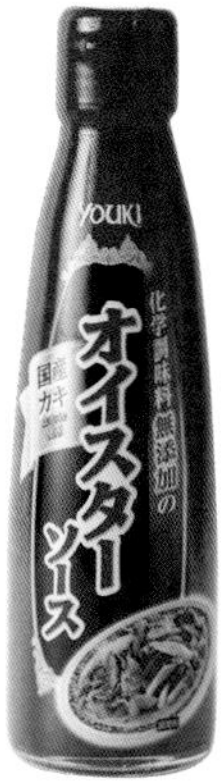

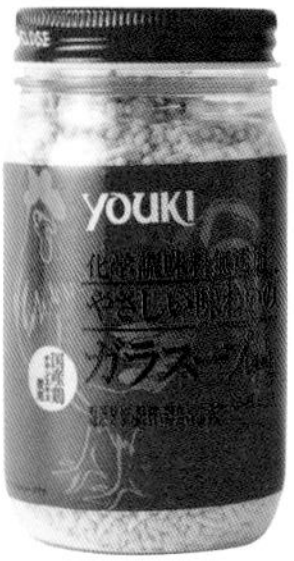

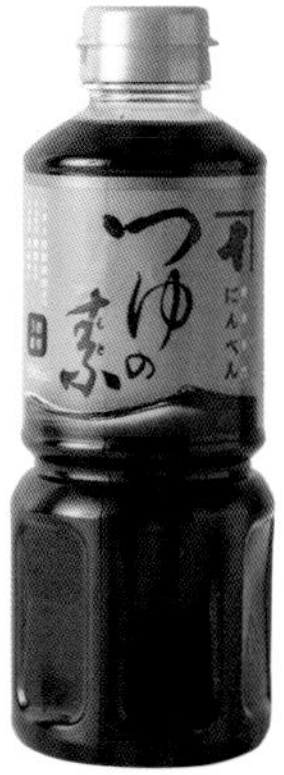

鶏ガラスープ

簡単にコクを加えられます。中華風や和風のメニューはもちろん、洋風メニューの隠し味にも。この本では顆粒のものを使っています。

めんつゆ

これひとつで、だしとしょうゆの2つの役割を果たしてくれる頼もしい存在。この本では3倍濃縮のものを使っています。

（　満足感を爆上げしてくれる秘密兵器　）

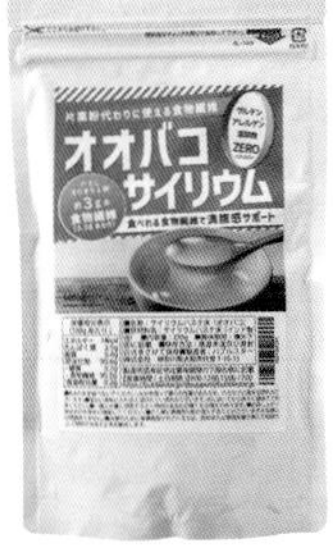

オオバコ
（サイリウム）

オオバコは、主に片栗粉の代用品として使います。糖質もカロリーも大幅カット。とろみをつけたり、p.112の「ほぼ水!? ぷるぷるわらび餅」でも大活躍。

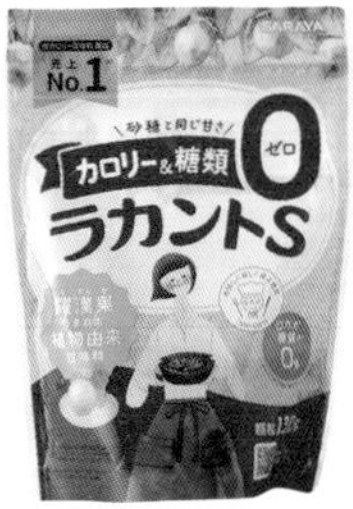

ラカントS

砂糖と同程度の甘みがあるのにカロリー・糖質ゼロ。これを使えば、ダイエット中でも甘いものを我慢する必要はありません。この本では顆粒を使っています。

カレー粉

ダイエット中のカレー欲を満たすのに役立つのがこれ。ルウを使うのに比べて、ぐぐっとカロリーを抑えられます。味も本格的に。

豆板醤

辛味をプラスしたいならこれ。低カロリー・低糖質なのでダイエッターにおすすめです。発酵食品なのでおなかの調子も整いそう。

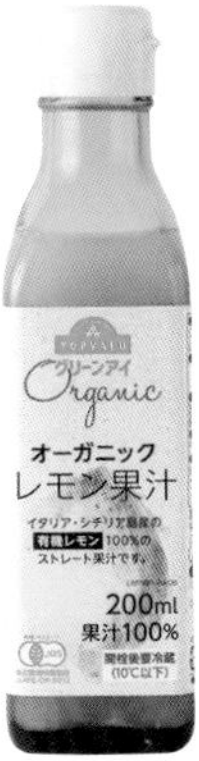

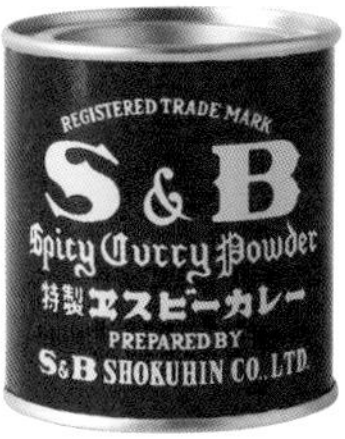

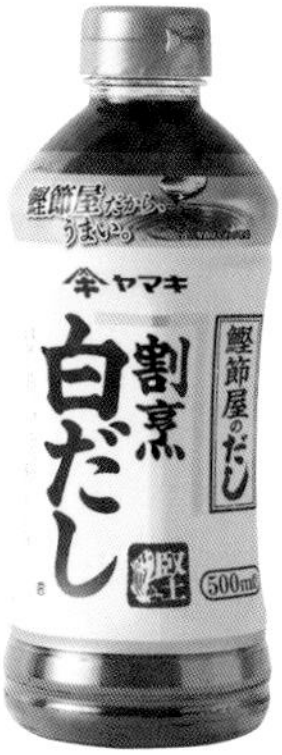

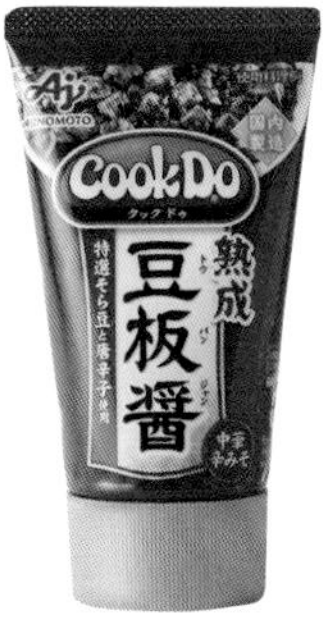

レモン汁

少し加えるだけで料理がスッとさわやかに。ビタミンCも摂取できます。瓶などのレモン汁は、レモンを絞る手間いらずでラクちん。

白だし

だしの味をちょっと加えたいときにとっても便利。めんつゆよりもしょうゆ感が少ないので、あっさりとした味に仕上がります。

（ マヨも使ってOK ）

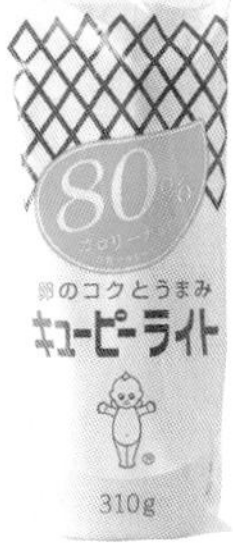

カロリーカット マヨネーズ

ダイエットにはNGなイメージのハイカロリーなマヨネーズ。カロリー80%カットのものを使えば罪悪感なく使えて、満足感がアップします。

（ 油について ）

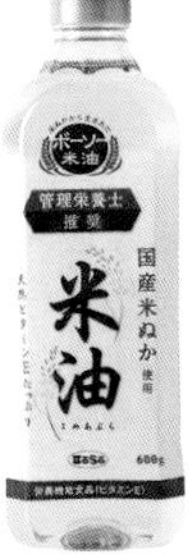

米油

ベーシックな油として、米油を使っています。不純物が少なく、味のクセもありません。油は、米油とオリーブオイルとごま油の３種を使い分け。

疲れてても秒で完成！

時短＆手軽化 調理テク

簡単に作れるのも、継続するには大事なポイント。
文明の利器や企業努力にはどんどん頼っちゃいましょう！
食べヤセレシピで使いまくってるテクをお伝えします。

これぞ三種の神器

フライパンで ささっと系からぶちこみ系まで

見慣れた存在ですが、実はフライパンって超優秀。焼く、炒める、煮る……幅広い調理法を叶えてくれます。フライパンのみで完結するワンパンレシピで、あっという間に一品完成！

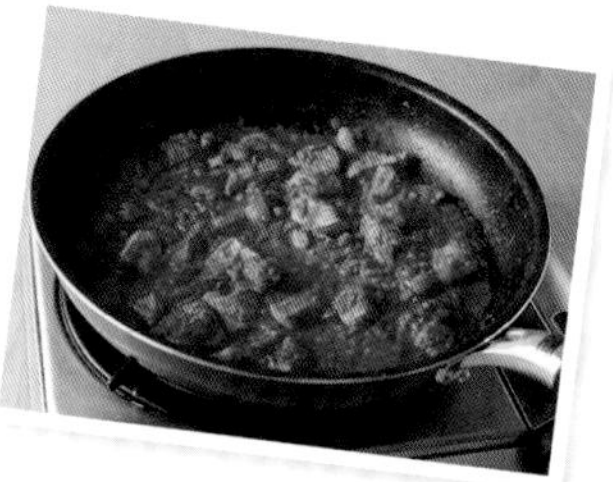

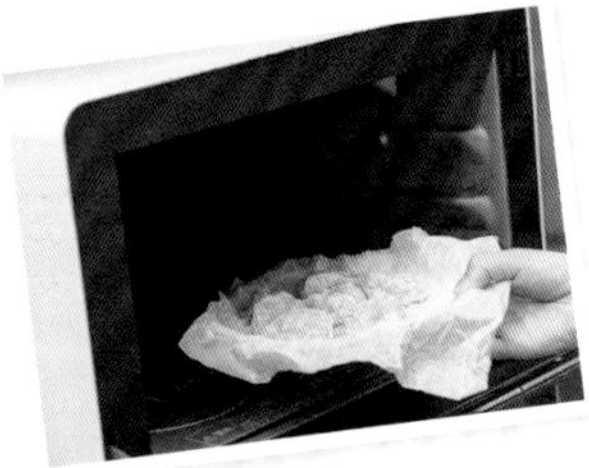

電子レンジは スイッチ押したらあとは放置

電子レンジの何がラクって、火加減がむずかしくない、スイッチを押したらあとはほったらかしでOKってこと。レンチンのみでできるズボラさん救済レシピもいっぱいあります。

ポリ袋なら 混ぜたり漬けたりストレスゼロ

たとえば肉だねを混ぜるとき、手が汚れるのがストレスですよね。そんなときは必殺技・ポリ袋！ 袋の中で混ぜる工程から成形の工程までやっちゃえば、一切手を汚さず作業終了です。

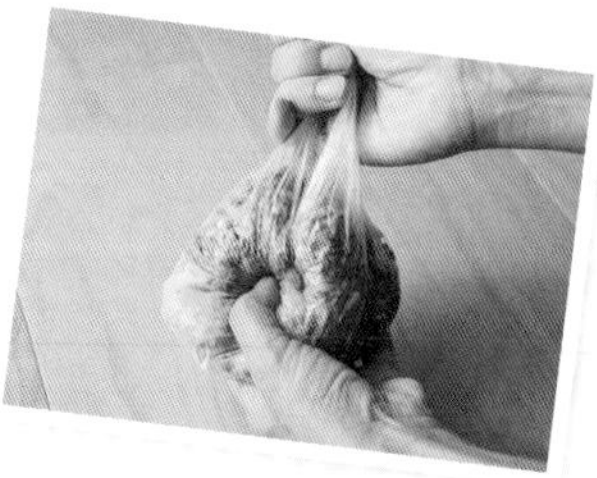

便利食材は一度使ったらやめられない

冷凍食材

意外と時間がかかるのが、食材の下ごしらえ。そんなときは冷凍食材が死ぬほど便利。切る、下ゆでするなどの手間が一気に消滅します。

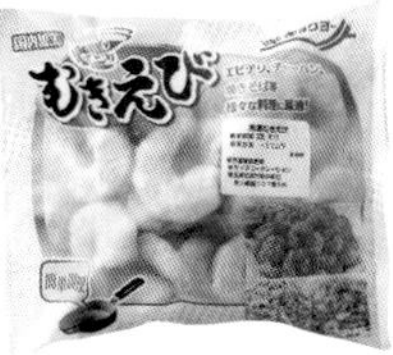

冷凍むきえび

高タンパクの優秀食材、えび。冷凍庫にストックしておけばいつでも摂取が可能です。

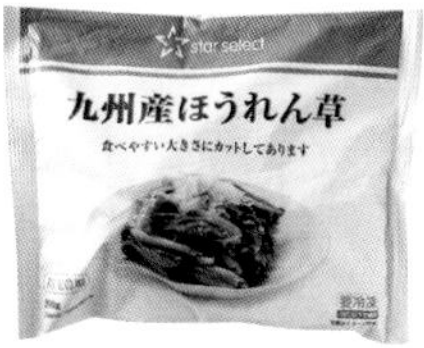

冷凍ほうれん草

アク抜きの下ゆでが面倒なほうれん草。冷凍食材を使えば、下ゆで＆カットの手間不要。

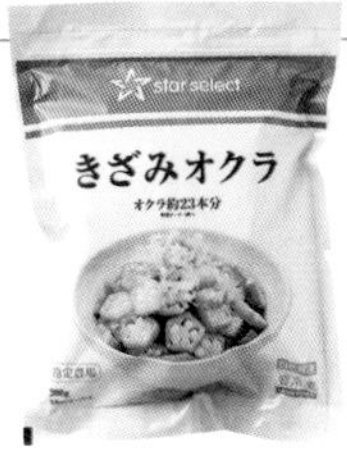

冷凍オクラ

うぶ毛をとったり、ゆでたり、切ったりするあらゆる手間が一切いらないのがグッジョブ。

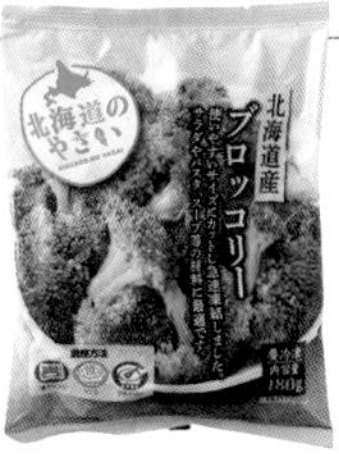

冷凍ブロッコリー

カット済みなのがとにかく嬉しい。これがあればまな板があのポロポロで汚れる心配なし。

ごはんを炊く余裕がないときはこれに頼る

ヘルシーパックごはん

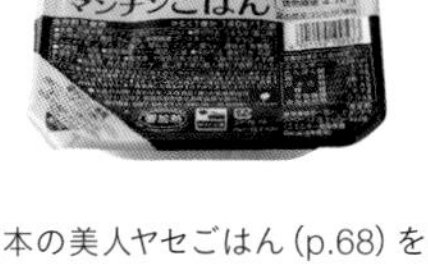

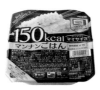

基本の美人ヤセごはん(p.68)を炊く余裕がないときは、パックごはんを活用。糖質＆カロリーカットの「マンナンごはん」がおすすめ。

カット野菜

生のカット野菜も、野菜を切る気力がないときに重宝します。複数の野菜が入ったミックスが便利。炒め物やリゾットの具にすることも。

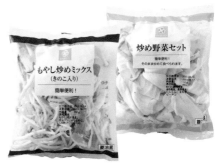

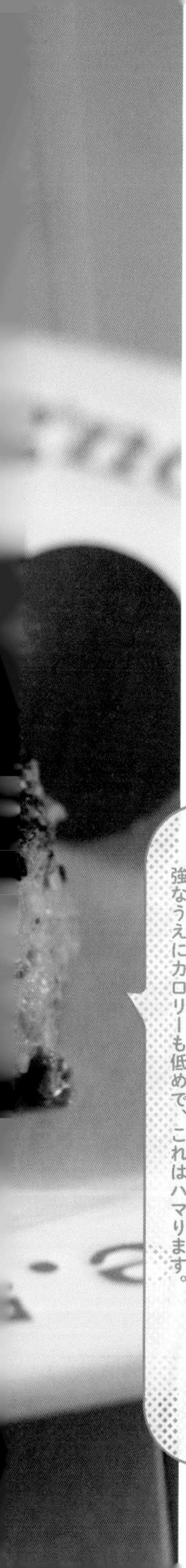

極力洗い物を増やしたくないズボラ民にはぴったりなレシピ。ポリ袋で手が汚れない!! 豆腐でかさましするのでコスパも最強なうえにカロリーも低めで、これはハマります。

絶品ヤセハンバーグ

#腹もちよし #背徳感MAX #ワンパン完結

材料（2人分）

	合びき肉	100g
	木綿豆腐	小1/2丁（75g）
	玉ねぎ	1/4個
A	卵	1個
A	ウスターソース	小さじ1/2
A	塩、こしょう	各少々
	米油	小さじ1/2
B	大根おろし	50g
B	ぽん酢しょうゆ	大さじ2
	（あれば）小ねぎの小口切り	適量

作り方

1. 玉ねぎはみじん切りにし、豆腐は水気を拭く。
2. ポリ袋にひき肉、①、Aを入れ、袋の上からもみ混ぜる。袋の中で2等分にし、俵形に成形する。
3. フライパンに米油を入れ、②を袋から取り出して並べ入れ、中火で加熱する。3分焼き、焼き色がついたら裏返し、ふたをして3分蒸し焼きにする。器に盛り、混ぜ合わせたBをかけて小ねぎをふる。

妥協なしの主菜

ふわふわ食感にドはまり。
手を汚さずに作れて最強

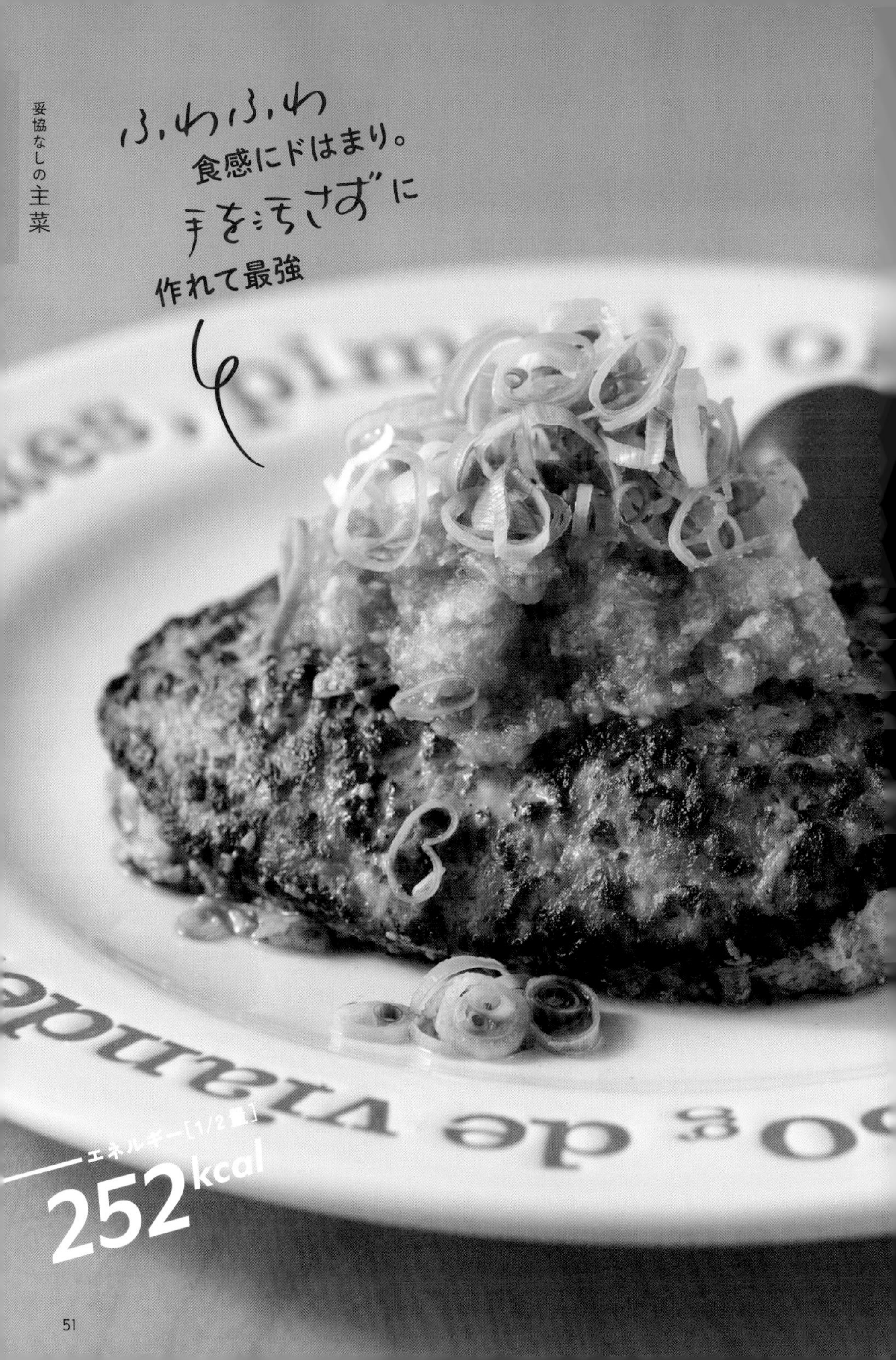

エネルギー［1/2量］
252kcal

ボリューミーとんぺい焼き

腹もちよし　# 背徳感MAX　# ワンパン完結

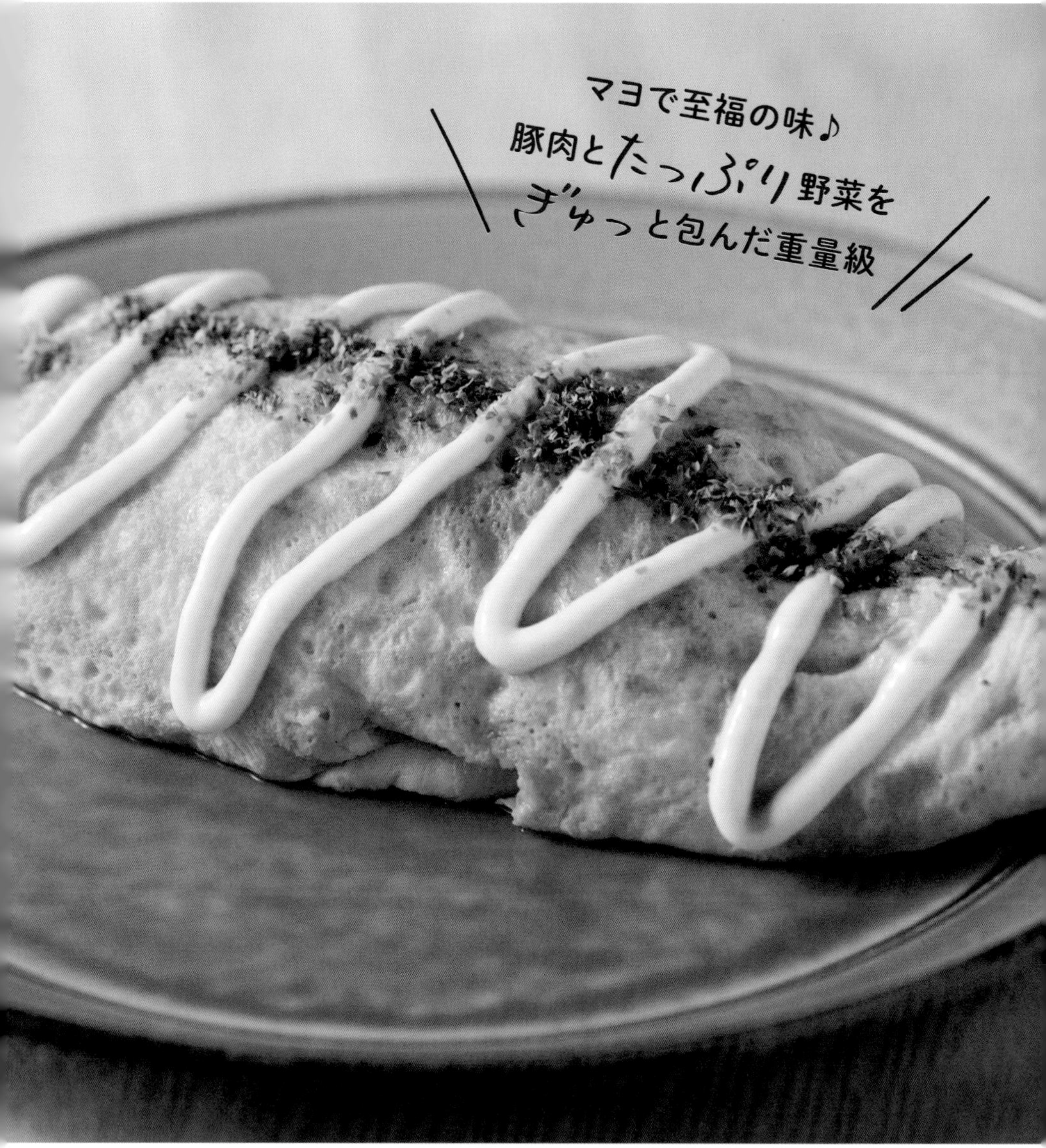
マヨで至福の味♪
豚肉とたっぷり野菜を
ぎゅっと包んだ重量級

材料（2人分）

豚もも肉	100g
もやし	1/2袋
キャベツ	50g
卵	2個
白だし	小さじ1
塩、こしょう	各少々
米油	適量
ウスターソース	小さじ1
マヨネーズ	10g
青のり	少々

作り方

1. 豚肉は細切りに、キャベツはせん切りにする。卵は溶いて白だしと混ぜ合わせる。
2. フライパンに米油小さじ1/2を入れて中火で熱し、豚肉を炒める。肉の色が変わったらもやしとキャベツを加えてさっと炒める。塩、こしょうをふっていったん取り出す。
3. フライパンをさっと拭き、米油小さじ1/2を入れて中火で加熱する。卵液の半量を流し入れて薄焼き卵を作り、②の半量を加えて包み、器に盛る。もう1つも同様に作る。
4. ウスターソース、マヨネーズをかけて青のりをふる。

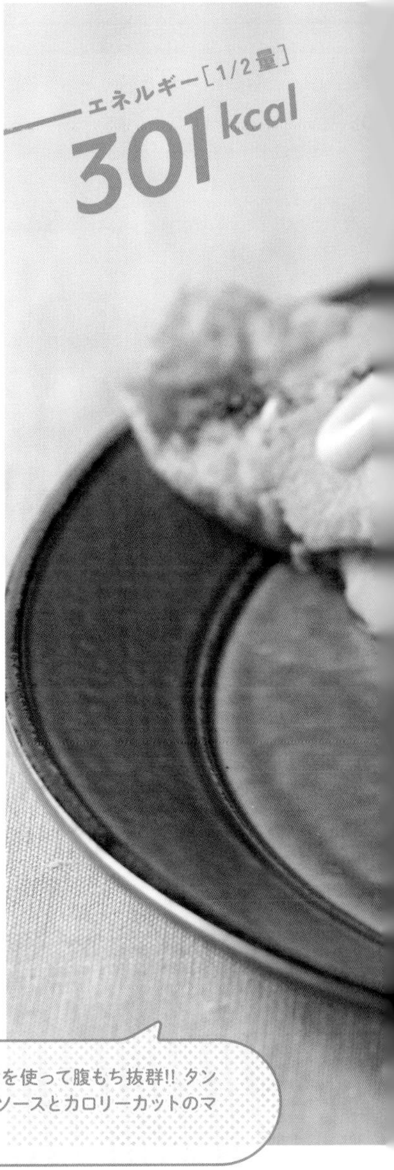

卵、もやし、豚肉とお値打ち食材を使って腹もち抜群!! タンパク質も野菜もとれて一石二鳥。ソースとカロリーカットのマヨをかけてめしあがれ。

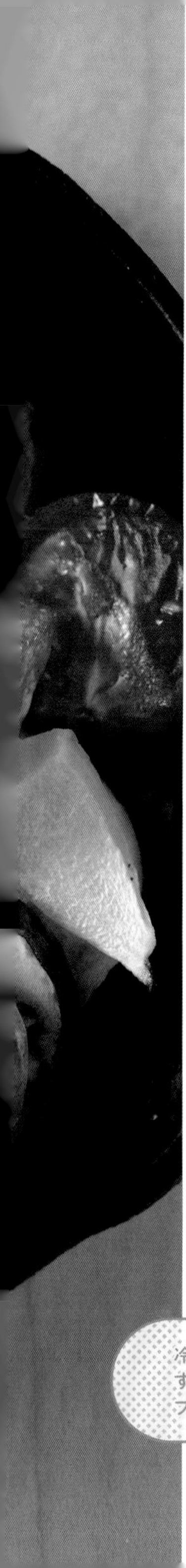

美食材ぶっこみ
オーブン焼き

#ぶっこみ系 #夜食にGO

材料（1人分）

生さけ	1切れ
なす	30g
ズッキーニ	40g
玉ねぎ	30g
にんじん	30g
ミニトマト	3個
塩、こしょう	各少々
オリーブオイル	小さじ1と1/2

作り方

1. さけと野菜はひと口大に切る。
2. 耐熱皿に①を並べ、塩、こしょうをふってオリーブオイルを回しかける。180℃に予熱したオーブンで20～25分焼く。

冷蔵庫に余っている野菜、魚、肉など正直何でもうまい!! おすすめはさけ、鶏肉(むねでももでも)、ミニトマト。オリーブオイルと塩で素材のおいしさが引き立ちます。

簡単すぎて罪深い！

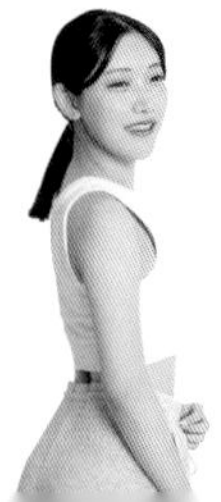

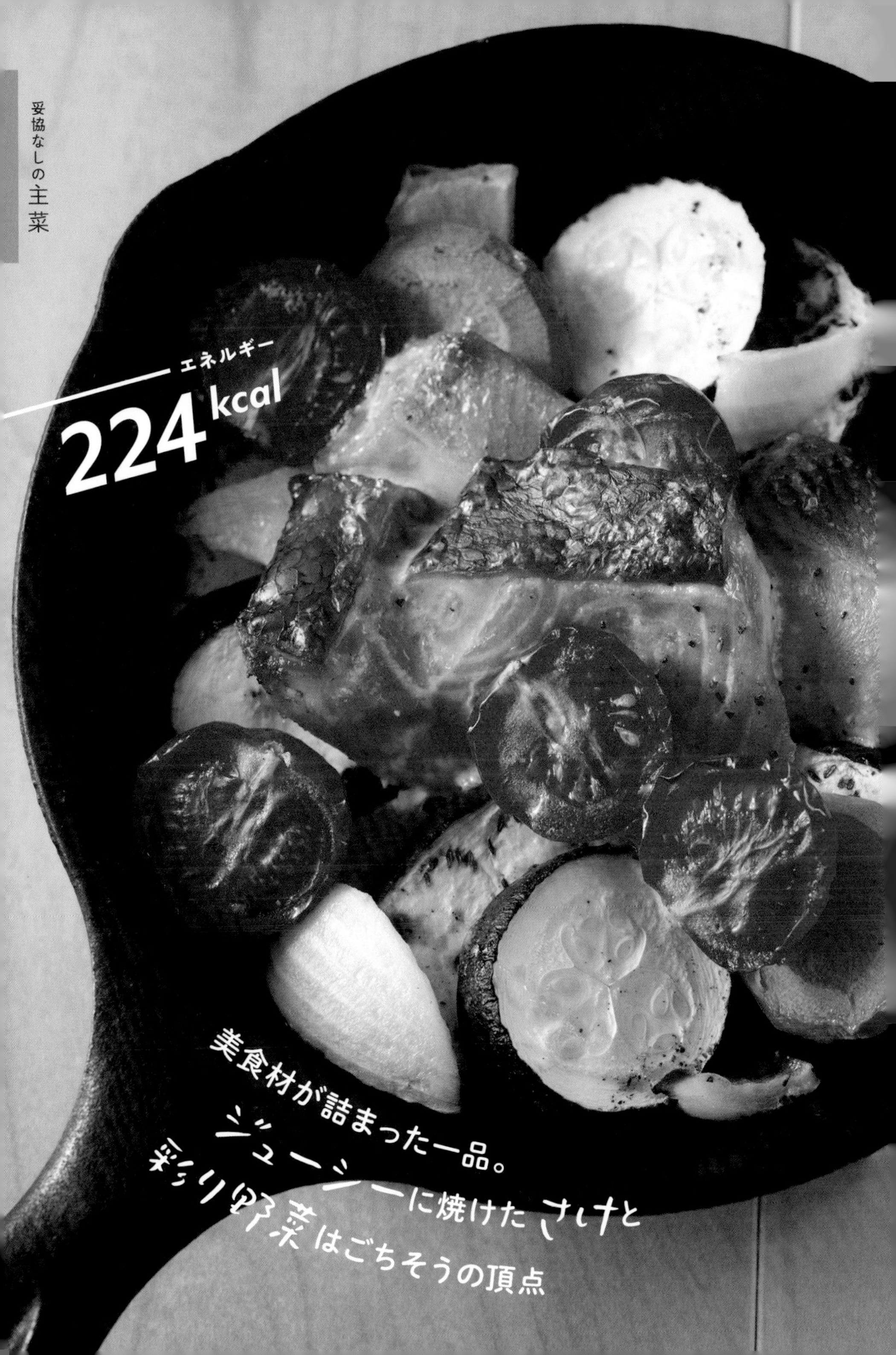

エネルギー
224kcal

美食材が詰まった一品。
ジューシーに焼けたさけと
彩り野菜はごちそうの頂点

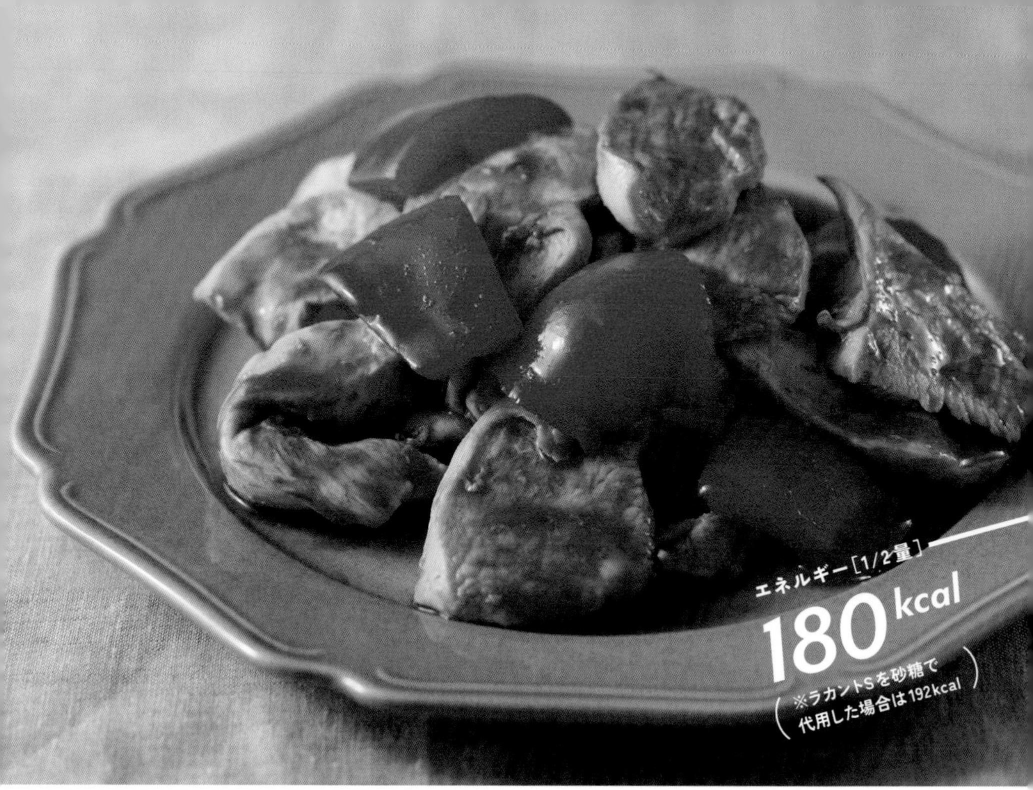
エネルギー[1/2量]
180kcal
(※ラカントSを砂糖で代用した場合は192kcal)

鶏むねの美肌パプリカ炒め

#腹もちよし #背徳感MAX #ワンパン完結

材料（2人分）

鶏むね肉	1枚（250g）
赤パプリカ	1個
マヨネーズ	大さじ1/2
A オイスターソース、しょうゆ	各小さじ2
A 酒	大さじ1
A ラカントS	小さじ1
A こしょう	少々

作り方

1. 鶏肉はそぎ切りにしてマヨネーズをもみ込む。パプリカはひと口大に切る。
2. フライパンに鶏肉を入れて炒める。火が通ったらパプリカを加えてさっと炒め、Aを加えて混ぜる。

こってり感がたまらないやみつきになる味。むね肉もマヨをからめることでぷりぷりに＆油いらず！ パプリカで嬉しい美容効果も。

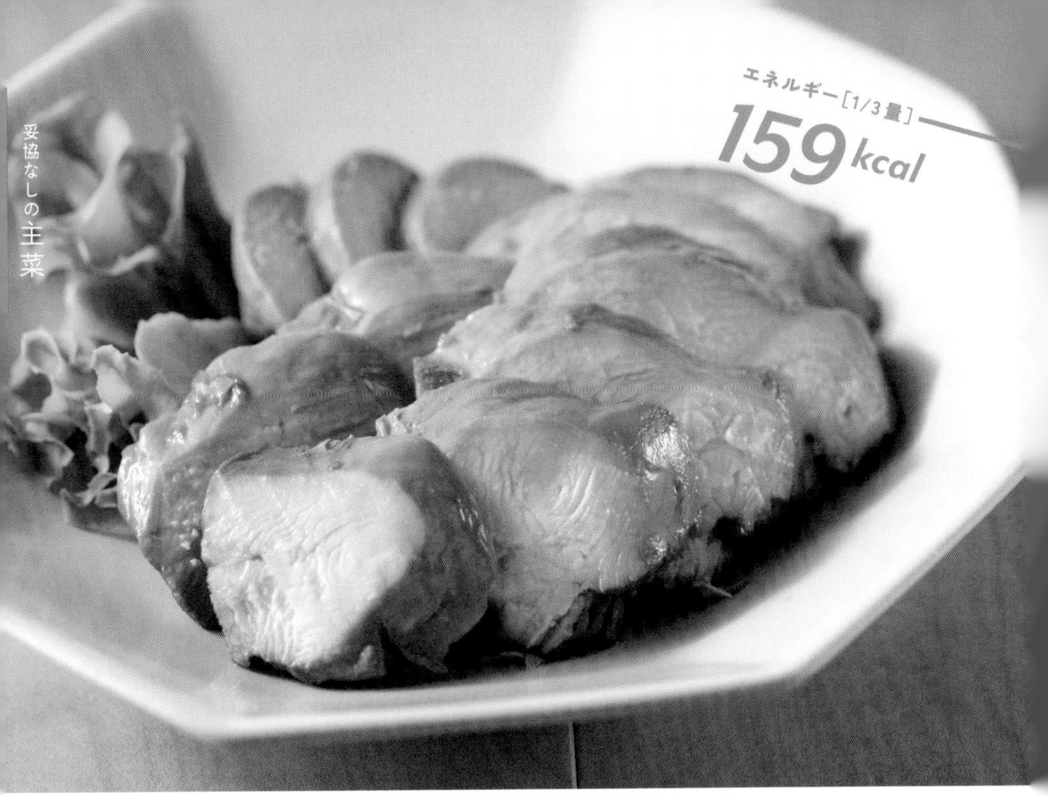

こってりむね肉チャーシュー

#腹もちよし #夜食にGO

材料（作りやすい分量）

鶏むね肉	1枚（250g）
A 水	1カップ
A しょうゆ、オイスターソース	各大さじ2
A 酒、みりん	各大さじ1
A ラカントS	小さじ1
A おろししょうが、おろしにんにく	各小さじ1/4

作り方

1. 小鍋にAを入れてひと煮立ちさせる。鶏肉を加えて再び煮立ったらアクを取り、ふたをして弱火で5分煮る。
2. 裏返してふたをして5分煮たら、火を止めてそのまま冷ます。

この味、完全にハマります。もはやダイエット飯ではないくらいのうまさ。そのまま食べても、ラーメンにのせても、サラダと一緒に食べても。タンパク質もチャージ！

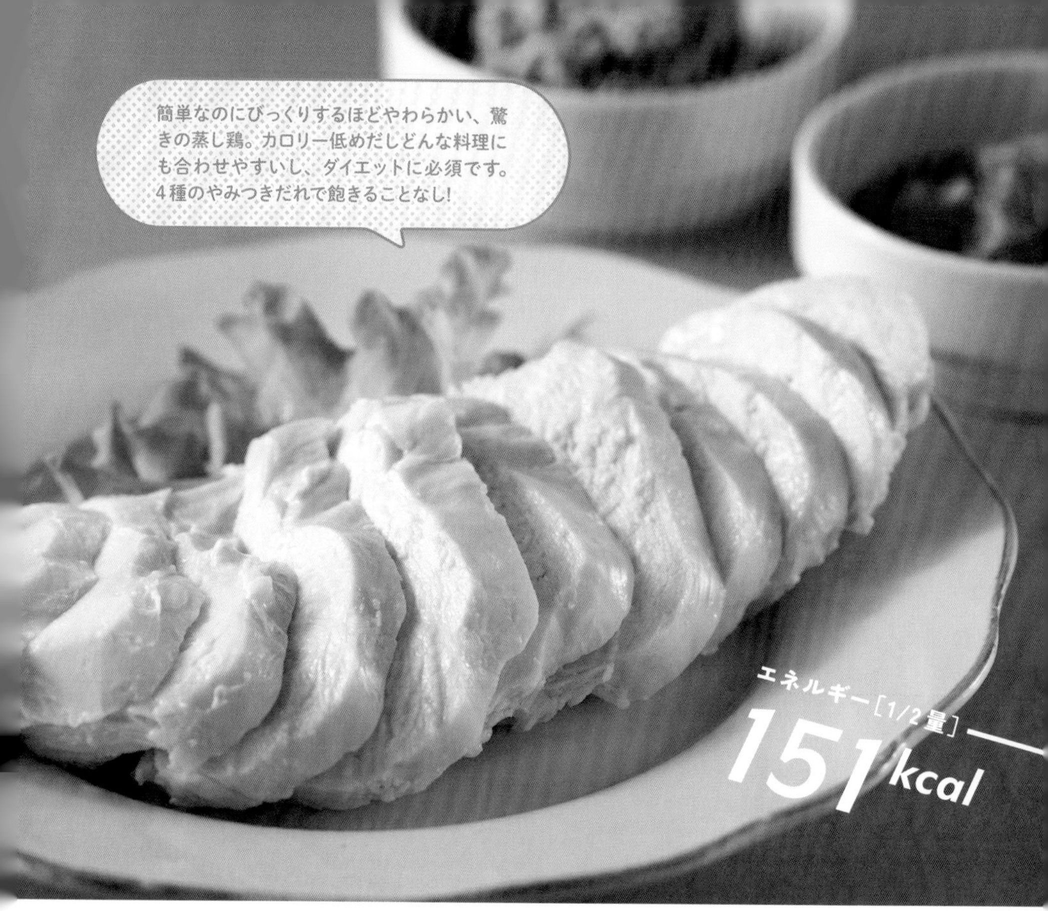
簡単なのにびっくりするほどやわらかい、驚きの蒸し鶏。カロリー低めだしどんな料理にも合わせやすいし、ダイエットに必須です。4種のやみつきだれで飽きることなし！
エネルギー［1/2量］
151kcal

完全保存版！
超やわらか蒸し鶏

＃腹もちよし　＃夜食にGO

材料（作りやすい分量）

鶏むね肉 ………… 1枚（250g）

A
- 水 ………… 1カップ
- 砂糖、塩 ………… 各10g

作り方

1. 鶏肉はフォークなどで両面を数か所さす。ポリ袋にAを合わせ、鶏肉を加えて、冷蔵庫で一晩漬け込む（時間がなければ2時間程度でOK）。
2. 沸騰した湯に鶏肉をポリ袋から取り出して入れ、弱めの中火で15分ほどゆで、火を止めてそのまま冷ます。

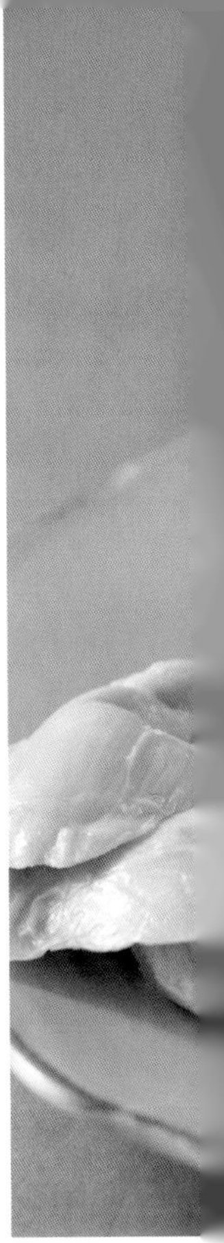

4種のやみつきだれでヘビロテ確実！

材料は4種とも作りやすい分量

エスニック風だれ

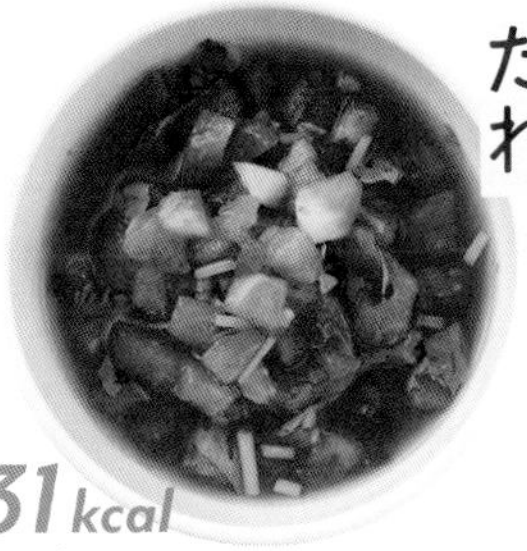

31kcal（全量）

トマト	1/2個
パクチー	1枝
ナンプラー、レモン汁	各大さじ1
黒こしょう	少々

トマトとパクチーは細かく刻み、残りの材料と混ぜ合わせる。

ブロマヨ梅おかかだれ

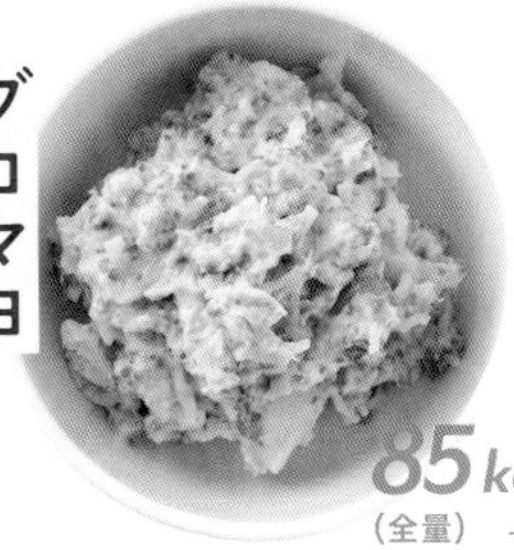

85kcal（全量）

やわらかくゆでたブロッコリー	100g
マヨネーズ	大さじ2
梅干し（たたく）	1個
削り節	1袋

ブロッコリーはフォークなどで軽くつぶし、残りの材料と混ぜ合わせる。

ピリ辛きゅうりだれ

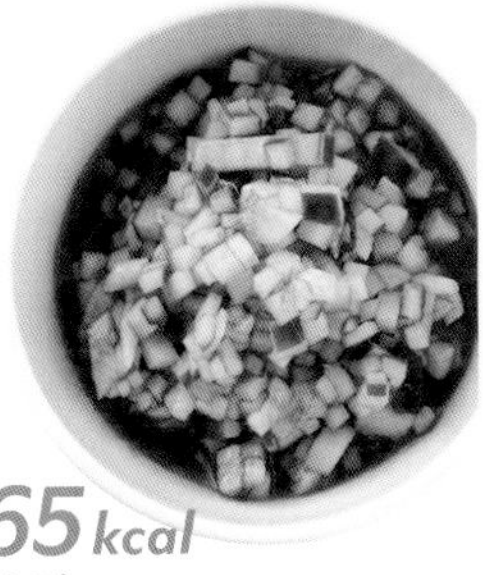

65kcal（全量）

きゅうり	1/2本
オイスターソース	小さじ2
ラー油	小さじ1
赤唐辛子の小口切り	1/2本分

きゅうりはみじん切りにし、残りの材料と混ぜ合わせる。

ねぎ塩昆布だれ

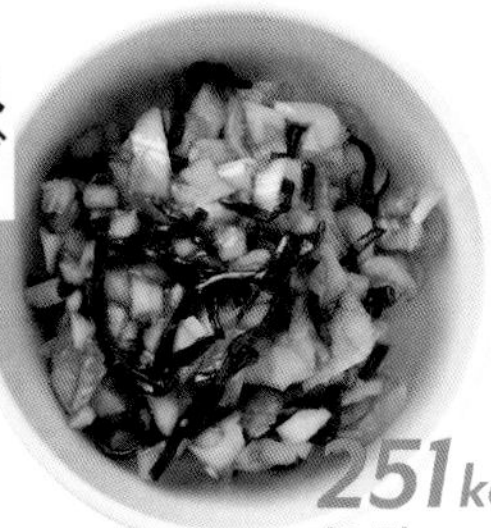

251kcal（全量）

長ねぎ	1/2本
塩昆布	7g
ごま油	大さじ2
レモン汁	大さじ1
塩	少々

長ねぎはみじん切りにし、残りの材料と混ぜ合わせる。

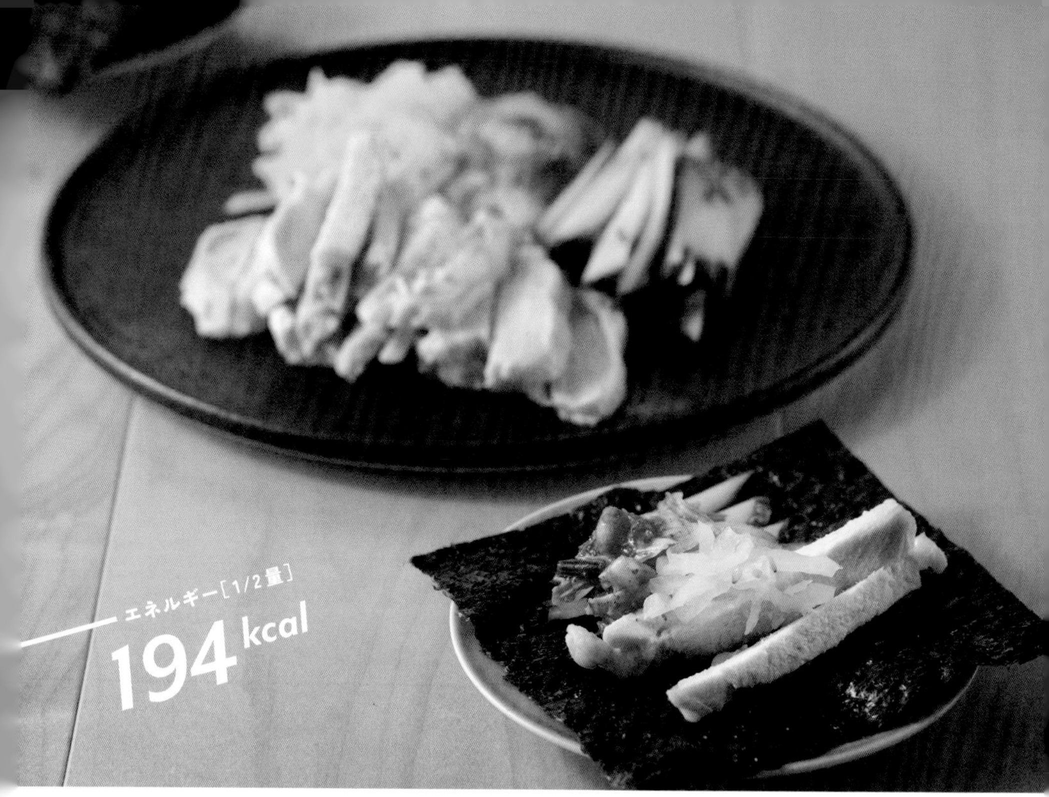

蒸し鶏のキムたくのり包み

夜食にGO　# 加熱いらず

材料（2人分）

「完全保存版！
超やわらか蒸し鶏」（p.58）…1/2枚（約100g）
キムチ……40g
たくあん……30g
きゅうり……1/3本
焼きのり……2枚

作り方

1. 蒸し鶏は食べやすい大きさに切り、たくあんときゅうりはせん切りにする。
2. 等分に切ったのりで、①とキムチを巻いていただく。

天才的な組み合わせ。想像以上のおいしさで、いくらでも食べられてしまうので気をつけて……。キムチで腸活パワーもGET。

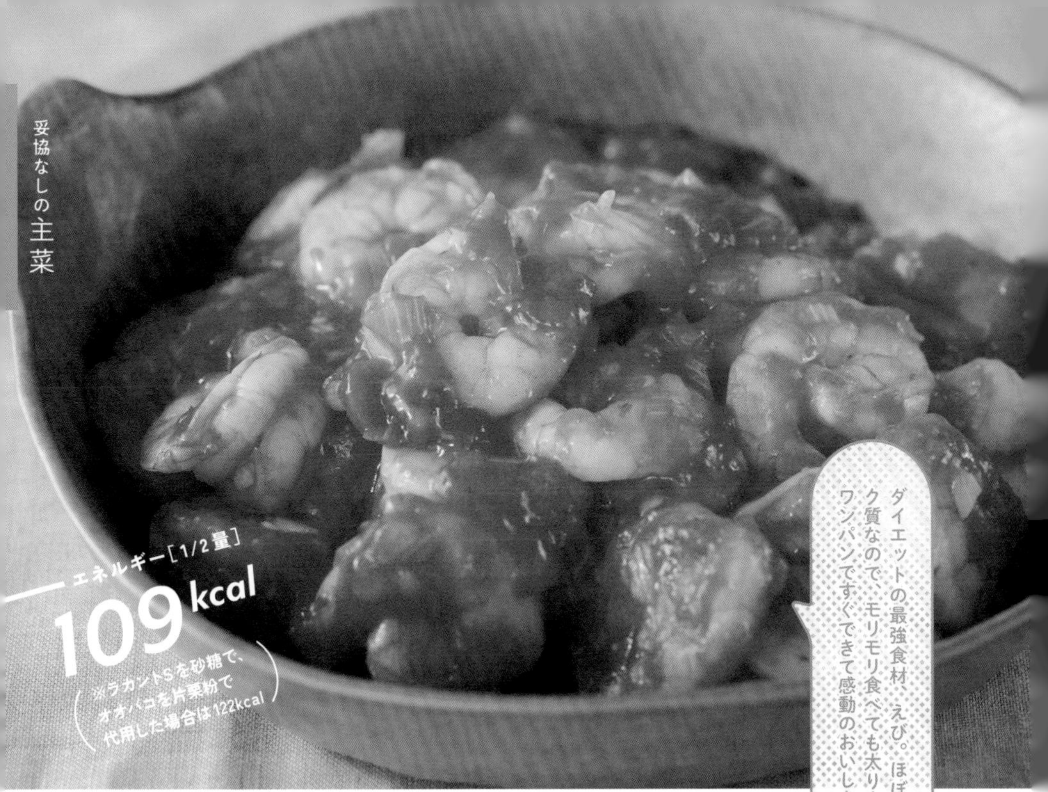

エネルギー［1/2量］
109kcal
※ラカントSを砂糖で、オオバコを片栗粉で代用した場合は122kcal

ダイエットの最強食材、えび。ほぼタンパク質なので、モリモリ食べても太りません。ワンパンですぐできて感動のおいしさ。

絶品ヤセえびチリ

＃背徳感MAX　＃ワンパン完結

材料（2人分）

えび		150g
長ねぎ		10cm
米油		小さじ1
A	ケチャップ	大さじ2
A	豆板醤	小さじ1
A	おろしにんにく、おろししょうが	各小さじ1/2
A	水	1/2カップ
A	酒	大さじ1
A	ラカントS	小さじ1/2
A	塩	少々
オオバコ		大さじ1/2
（好みで）酢、ラー油		各適量

作り方

1. 長ねぎはみじん切りにする。
2. えびは背に切り込みを入れてワタを除き、塩少々（分量外）をまぶしてもみ、流水で洗って水気を拭く。
3. フライパンに米油を入れて中火で熱し、②をこんがりと焼く。混ぜ合わせたAを加え、煮立ったら①を加える。オオバコを加えてとろみをつけ、酢とラー油を加えて混ぜる。

※オオバコを片栗粉で代用する場合は、片栗粉小さじ2を同量の水で溶いてから加える。

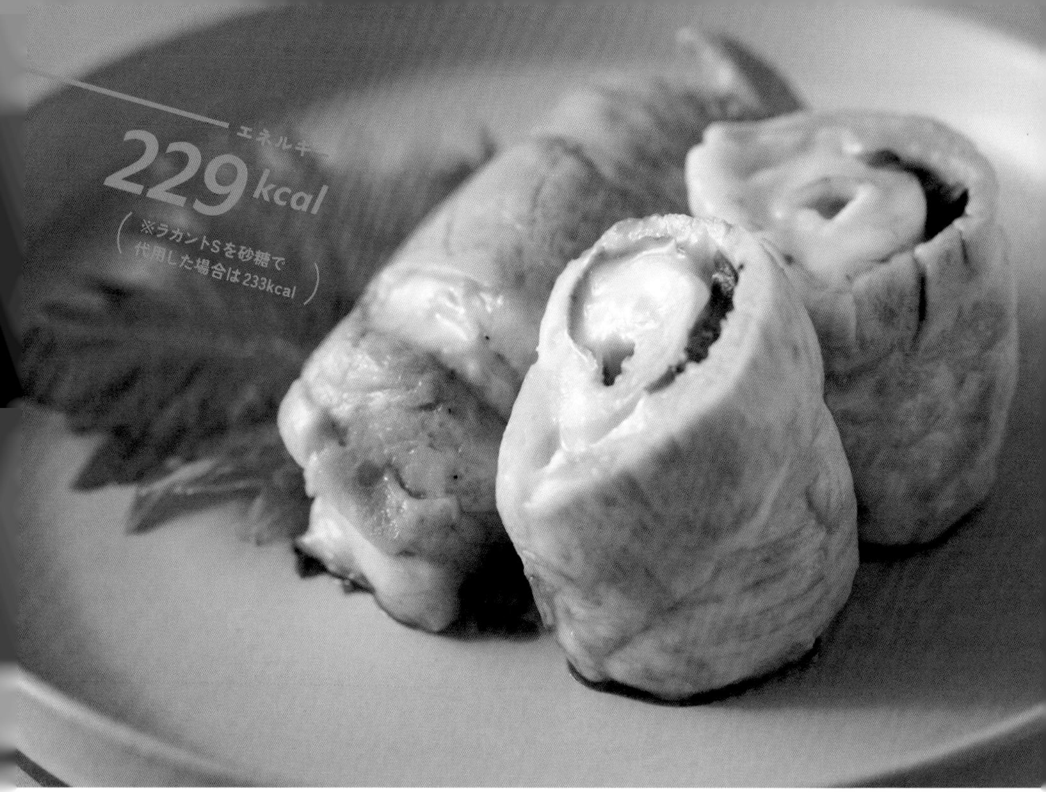
エネルギー
229kcal
（※ラカントSを砂糖で代用した場合は233kcal）

おなかにたまるささみチーズロール

#腹もちよし　#ワンパン完結

材料（1人分）

ささみ	2本
スライスチーズ	1枚
青じそ	2枚
塩、こしょう	各少々
米油	小さじ1/2
A　しょうゆ	小さじ2
A　みりん、水	各小さじ1
A　ラカントS、黒こしょう	各少々(1g)

作り方

❶ ささみは筋を取って縦に切り込みを入れて開き、塩、こしょうをふる。半分に切ったスライスチーズと青じそを順にのせて巻き、爪楊枝でとめる。

❷ フライパンに米油を入れて中火で熱し、①を入れて全面に焼き色をつける。ふたをして弱火で3分ほど蒸し焼きにし、混ぜ合わせたAを回し入れて照りが出るまで煮詰める。

チーズと青じそをくるっと巻いて焼くだけ。甘辛な味つけが万人受けするめちゃうまおかず。おなかにもたまるコスパ◎なレシピです。

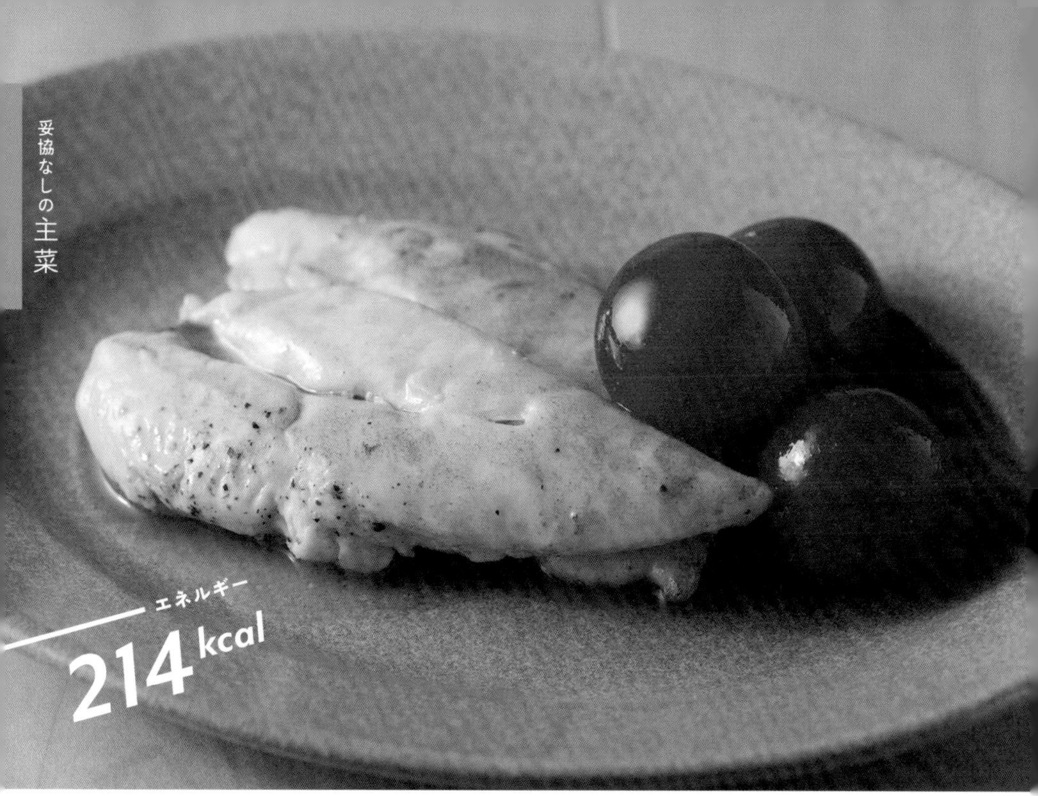

エネルギー
214 kcal

美肌ささみレモンバター焼き

腹もちよし　# 背徳感MAX　# ワンパン完結

材料（1人分）

- ささみ ………… 2本
- ミニトマト ………… 3個
- 塩、こしょう ………… 各少々
- バター ………… 10g
- レモン汁 ………… 大さじ1/2

作り方

1. ささみは筋を取って、塩、こしょうをふる。
2. フライパンにバターを入れて中火で熱し、①を入れて両面焼く。ミニトマトを加えさっと炒め、レモン汁を回しかける。

こってりなのにさっぱり……バターとレモンのコンビがおいしすぎて、一瞬でささみが消えます。お弁当のおかずにもバッチリ。ミニトマトも入れればお肌も喜ぶ！

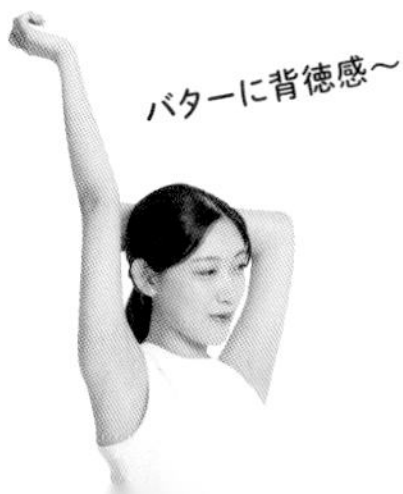

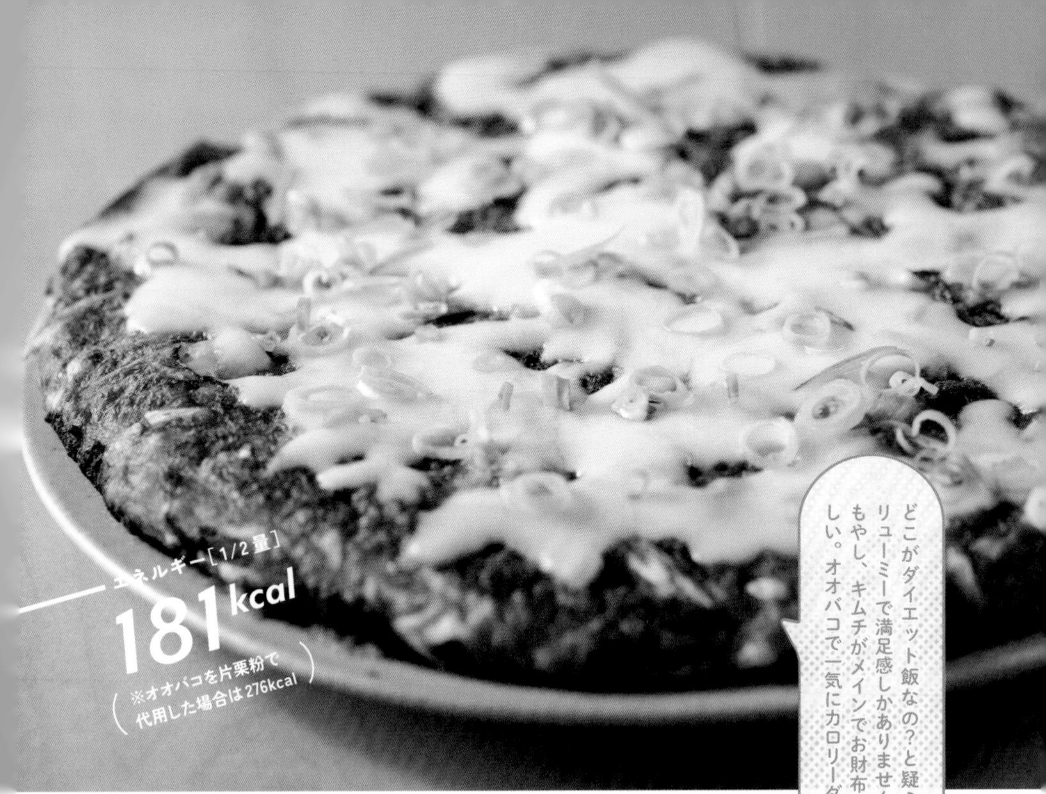

エネルギー［1/2量］

181kcal

（※オオバコを片栗粉で代用した場合は276kcal）

どこがダイエット飯なの？と疑うほどボリューミーで満足感しかありません。豆腐、もやし、キムチがメインでお財布にもやさしい。オオバコで一気にカロリーダウン！

もはやピザ！キムチーズチヂミ

＃腹もちよし　＃背徳感MAX　＃夜食にGO　＃ワンパン完結

材料（作りやすい分量）

もやし		1袋
絹ごし豆腐		1丁（150g）
キムチ		50g
A	オオバコ	大さじ2
A	鶏ガラスープの素	小さじ1
A	豆板醤	小さじ1/4
A	塩	少々
ごま油		小さじ2
溶けるチーズ		50g
（好みで）小ねぎの小口切り		適量

作り方

1. もやしは細かく切り、豆腐は細かくつぶす。ボウルにキムチ、Aとともに入れて混ぜる。
2. フライパンにごま油を入れて中火で熱し、①を入れて平らな円形に成形し、両面焼く。焼き色がついたらチーズをのせてふたをして2分焼く。器に盛り、小ねぎを散らす。

※オオバコは片栗粉大さじ6で代用可。

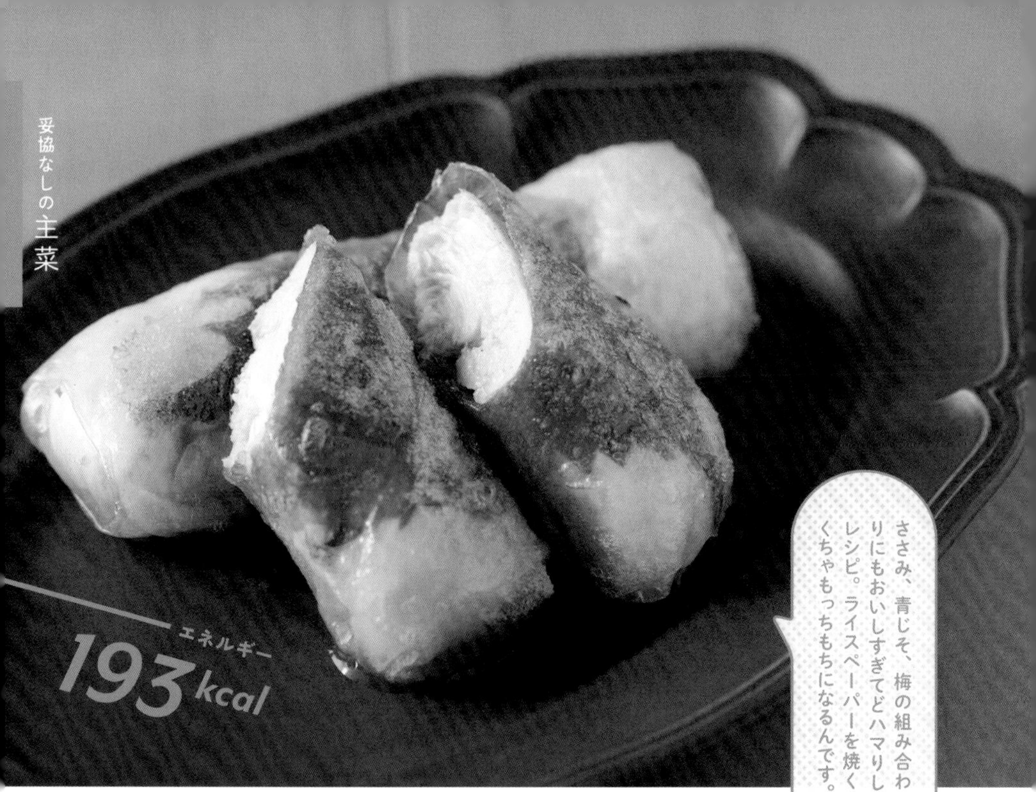

ささみ、青じそ、梅の組み合わせがあまりにもおいしすぎてどハマりしたささみレシピ。ライスペーパーを焼くとめちゃくちゃもっちもちになるんです。

もちもちささみ青じそ ライスペーパー

#腹もちよし　#夜食にGO　#ワンパン完結

材料（1人分）

ささみ	2本
青じそ	2枚
塩、こしょう	各少々
梅肉（チューブ）	小さじ1/3（2g）
ライスペーパー	2枚
米油	小さじ1/2

作り方

1. ささみは筋を取る。
2. ライスペーパーを水にくぐらせてまな板の上に広げ、青じそ、①を順にのせる。塩、こしょうをふり、梅肉を塗って包む。
3. フライパンに米油を入れて中火で熱し、②を両面焼く。焼き色がついたらふたをして弱火で5分焼き、中まで火を通す。

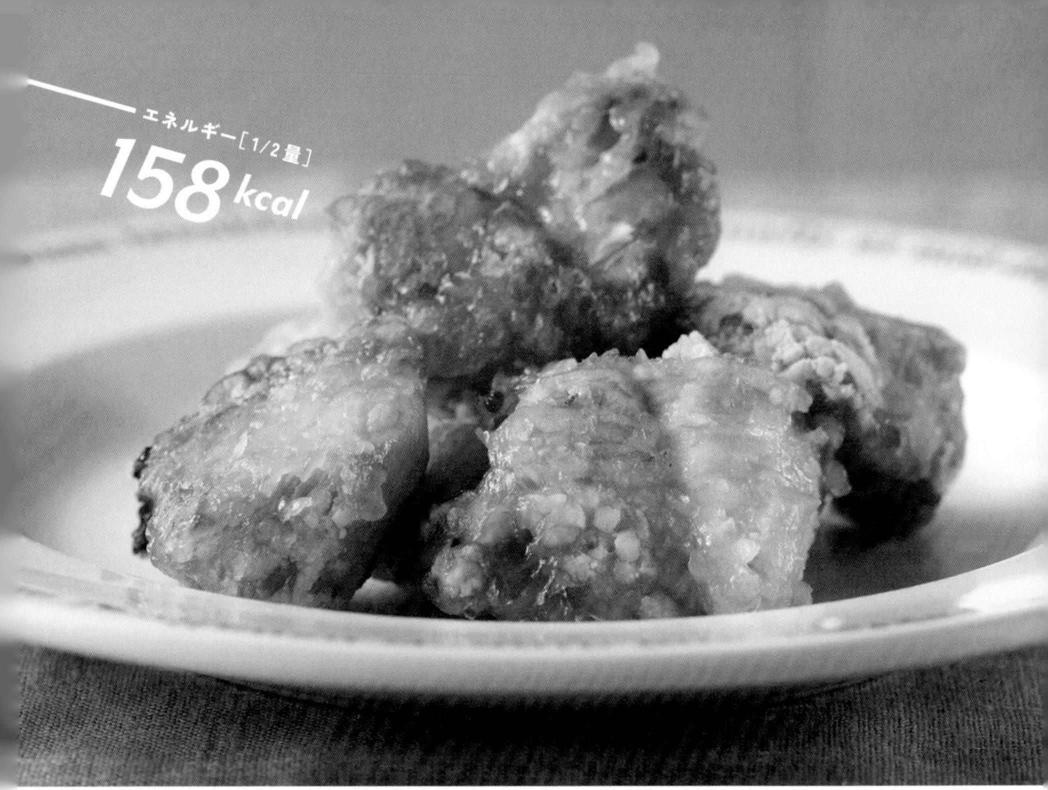

揚げないから揚げ

腹もちよし　# 背徳感MAX　# レンチンonly

材料（2人分）

鶏むね肉	150g
A しょうゆ、酒、マヨネーズ	各大さじ1
A おろしにんにく、おろししょうが	各小さじ1
片栗粉	大さじ2
米油	少量

作り方

1. 鶏肉はひと口大に切り、Aをもみ込む。
2. クッキングシート（電子レンジ対応）を丸めてくしゃっとさせ、広げて耐熱皿の上に置く。
3. ①にひと切れずつ片栗粉をまぶし、②に並べる。米油を回しかけ、電子レンジで火が通るまで5分加熱する。

レンチンだけでから揚げができてしまう、簡単＆ヘルシーな奇跡の神レシピ。危険なので米油は必ず少量に。

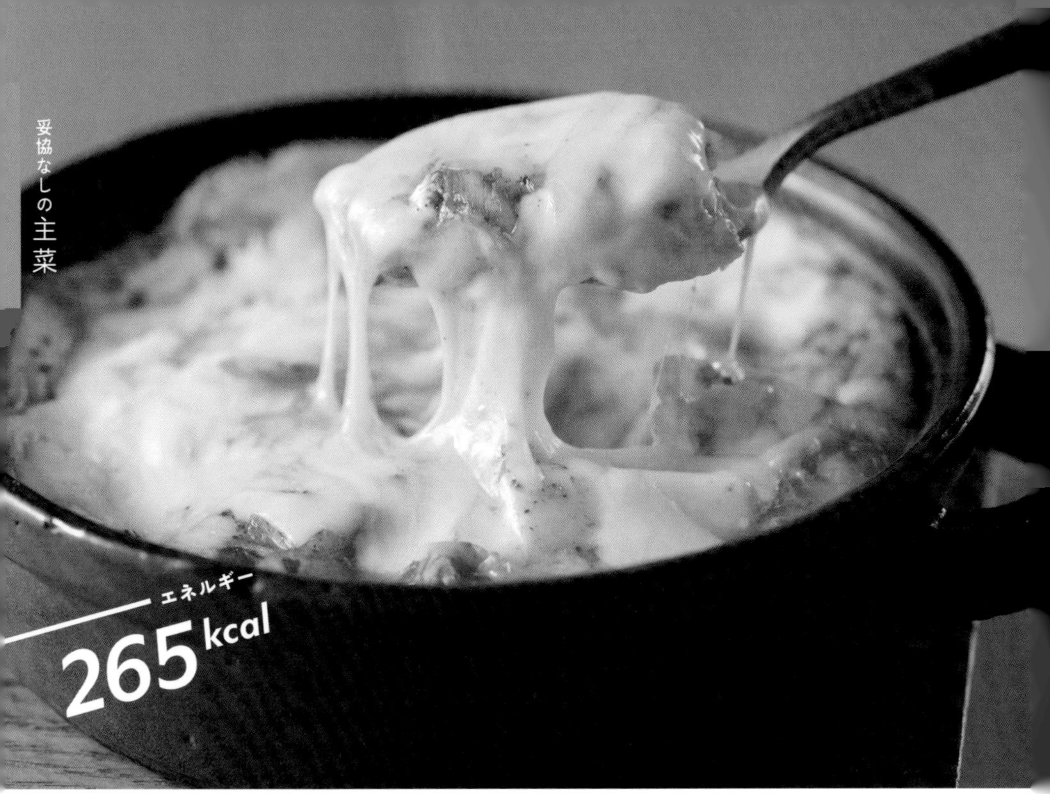

エネルギー
265kcal

腸活キムチーズグラタン

背徳感MAX # ぶっこみ系 # レンチンonly

材料（1人分）

絹ごし豆腐	1丁（150g）
キムチ	60g
卵	1個
溶けるチーズ	30g

作り方

1. 耐熱容器にひと口大に切った豆腐とキムチを並べ、溶いた卵を流し入れる。
2. 電子レンジで2分加熱し、チーズをかけてさらに2分加熱する。

とろーりチーズが最高です。びっくりするほど簡単で、秒でできるのに主役級のメインおかずに。チーズとキムチで腸内環境が整います。

のびるチーズが優勝！

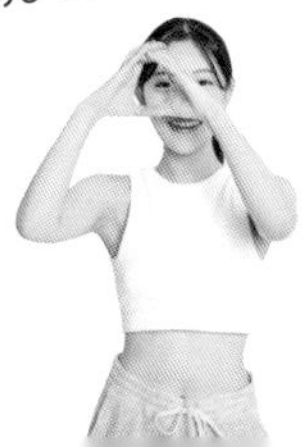

待望の ごはんもの

しらたきを使った、ダイエット中も食べられるカロリー低めごはん。正直言わなきゃバレないくらい、白米そのもの！

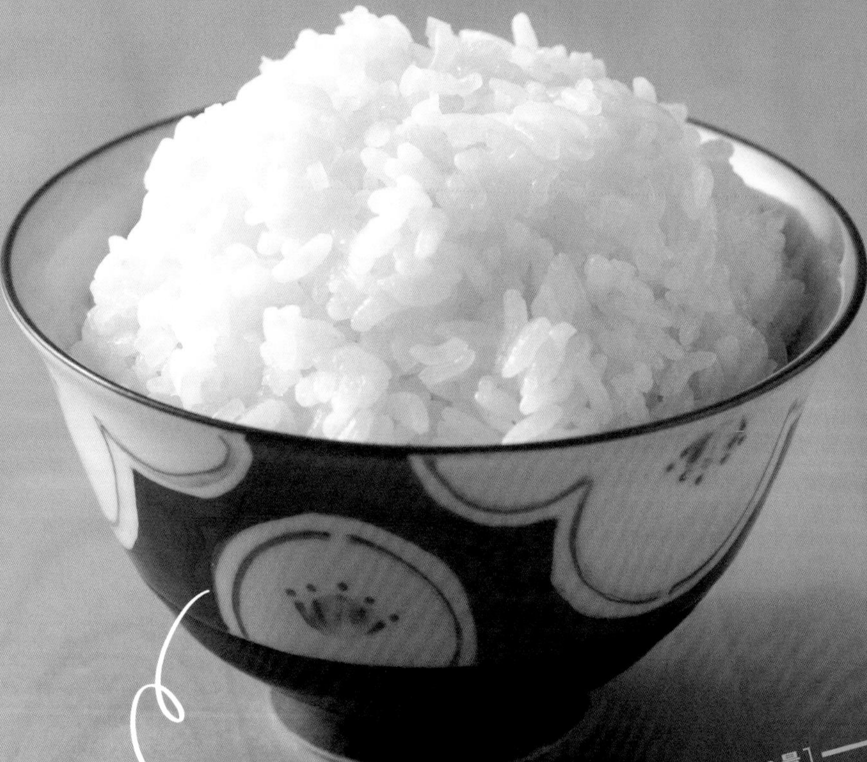

白飯欲が満たされる!!
ダイエッターの強い味方

エネルギー［1/6量］
175kcal

基本の美人ヤセごはん

\# 腹もちよし
\# 夜食にGO

材料（作りやすい分量）

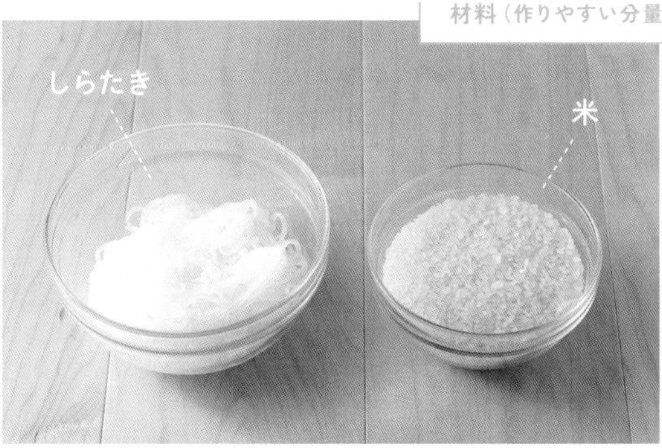

米 ……………………………… 2合
しらたき（下ゆで済みのもの） …… 1袋（300g）
水 ……………………………… 330mℓ

作り方

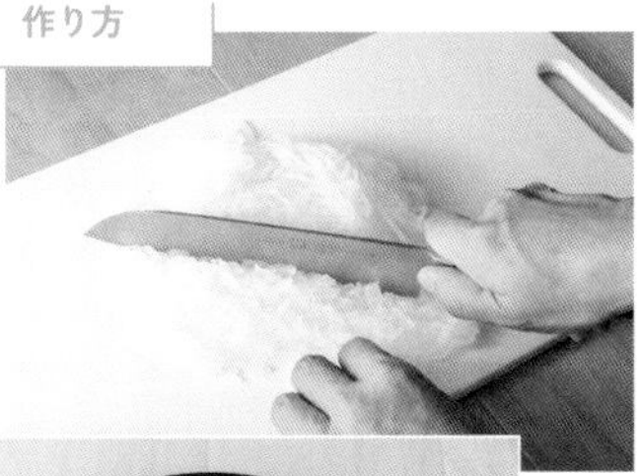

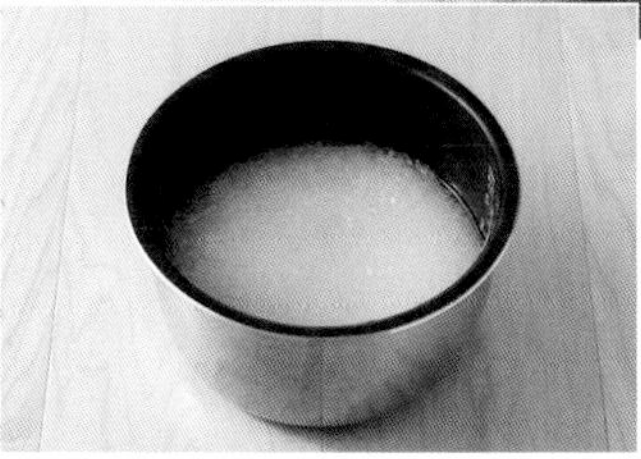

1. しらたきはごはん粒ほどの大きさに刻む。
2. 炊飯釜に洗った米、①、水の順に入れ、普通に炊く。
3. 炊き上がったら全体をよく混ぜる。

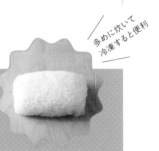

（保存方法のPOINT）

基本的には、普通のごはんと同じでOK。
1食分（150gが目安）ずつラップにぴっちり包んで保存を（冷凍する場合は平らにすると◎）。
冷凍で1ヶ月（冷蔵で約3日）保存可能。
解凍するときは電子レンジで2分30秒加熱して。

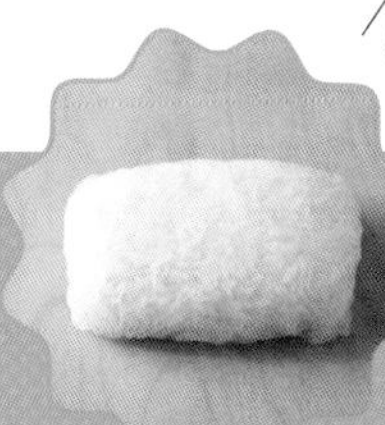

多めに炊いて冷凍すると便利

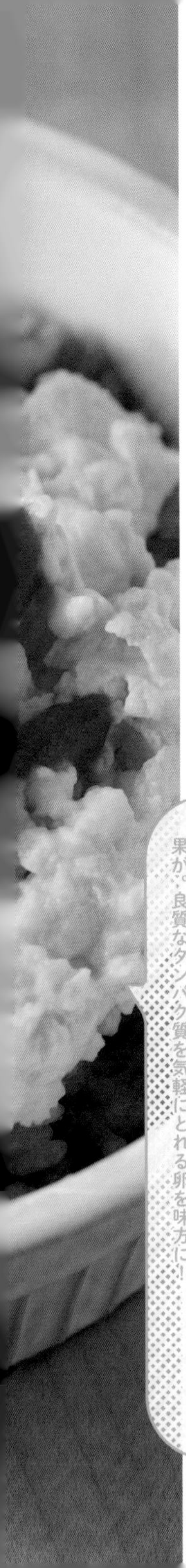

基本の美人ヤセごはんとカロリーカットマヨネーズを使った、400kcal以下のオムライス。マヨネーズには卵をふわふわにする効果が。良質なタンパク質を気軽にとれる卵を味方に！

ヘルシー ふわとろオムライス

#腹もちよし　#背徳感MAX

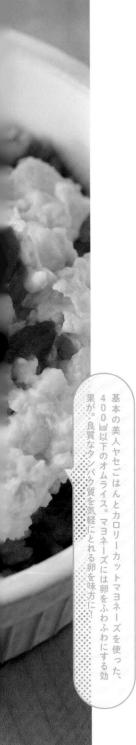

材料（1人分）

	玉ねぎ	30g
	ベーコン	1/2枚
A	ケチャップ	大さじ1
A	顆粒コンソメ	小さじ1
A	しょうゆ	小さじ1/2
A	こしょう	少々
	バター	5g
	「基本の美人ヤセごはん」(p.68)	150g
	卵	2個
B	マヨネーズ	大さじ1
B	水	小さじ2
B	塩	ひとつまみ

作り方

1. 玉ねぎはみじん切りに、ベーコンは細かく切る。
2. フライパンにバターを入れて中火で熱し、①を炒める。玉ねぎがしんなりしたらごはんを加え、Aで調味する。
3. 耐熱容器に卵を割りほぐし、Bを加えてよく混ぜる。電子レンジで1分加熱し、よく混ぜてから再び30秒加熱する。
4. 器に②を盛って③をのせ、ケチャップ適量（分量外）をかける。

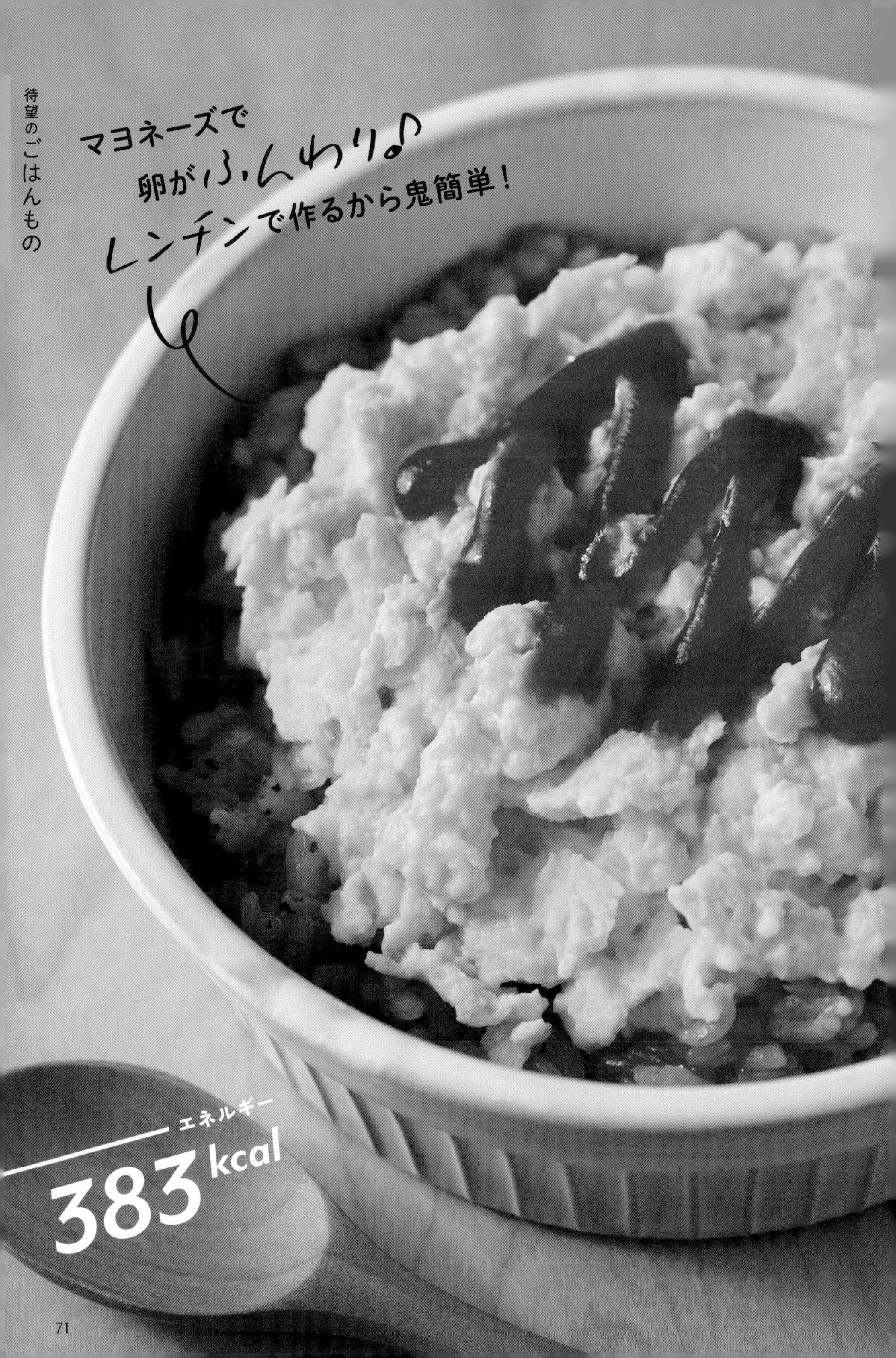

マヨネーズで
卵がふんわり♪
レンチンで作るから鬼簡単！

エネルギー
383kcal

ダイエット飯の
概念がぶっ壊れる
悪魔的な絶品カレー

エネルギー［1/3量］
341kcal

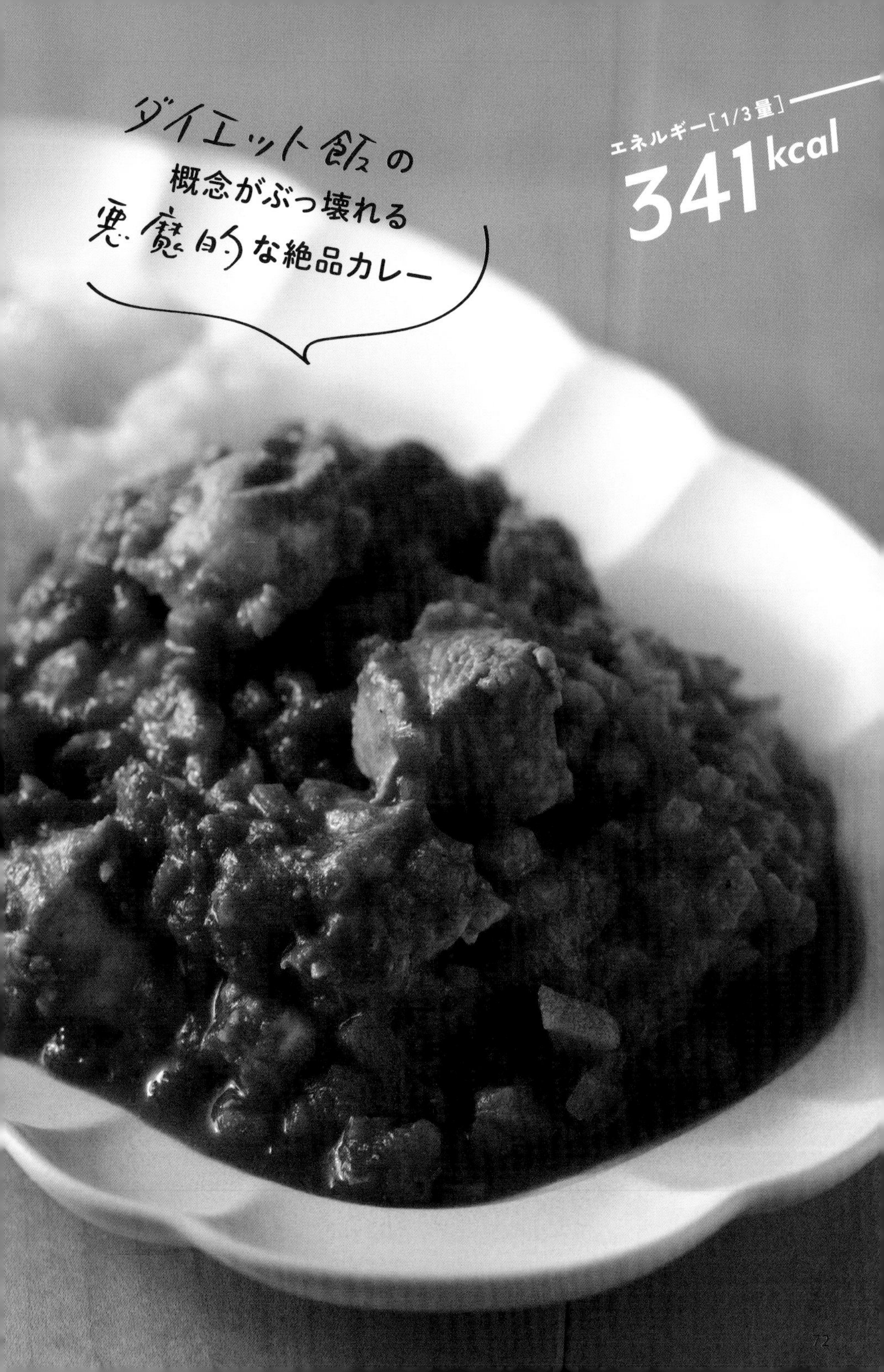

幸福のダイエットトマトカレー

腹もちよし　背徳感MAX
ぶっこみ系　ワンパン完結

ルウ不使用でヘルシーなのに、やみつきになるおいしさ。むね肉は塩とヨーグルトをもみ込めばやわらかくなります。タンパク質もたっぷりとれて栄養満点の、ダイエットカレー。

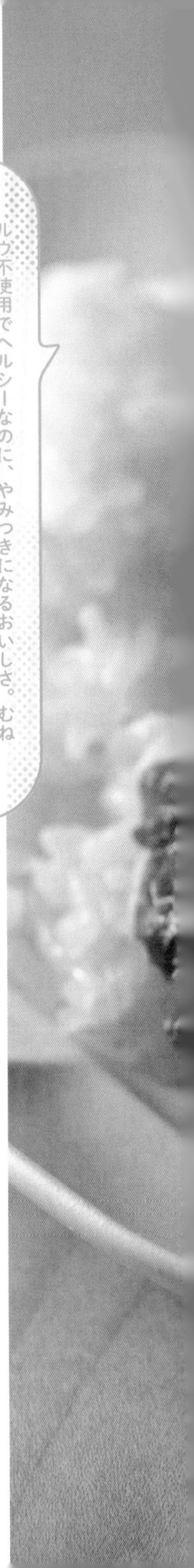

材料（作りやすい分量）

	鶏むね肉	1枚（250g）
	玉ねぎ	1/2個
	にんじん	1/2本
A	塩	ひとつまみ
A	ヨーグルト（無糖）	50g
	米油	大さじ1/2
	トマト缶	1/2缶（200g）
B	水	1/2カップ
B	カレー粉	大さじ1/2
B	顆粒コンソメ、ウスターソース、ケチャップ	各小さじ1
B	おろしにんにく、おろししょうが、塩	各小さじ1/2
B	こしょう	少々
	「基本の美人ヤセごはん」（p.68）	適量

作り方

1. 鶏肉はひと口大に切り、Aとともにポリ袋に入れてよくもみ込む。玉ねぎとにんじんはみじん切りにする。
2. フライパンに米油を入れて中火で熱し、玉ねぎとにんじんをしんなりするまで炒める。鶏肉、トマト缶、Bを加え、ふたをして10分煮込む。
3. 器にごはんを盛り、②をかける。

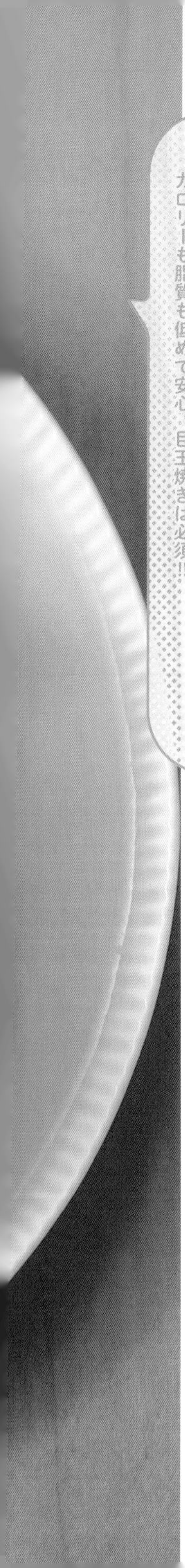

ナンプラーさえあれば簡単に本格的な味に!! 何度でも作りたくなる中毒性MAXのガッツリ飯です。ひき肉は鶏むねを使えばカロリーも脂質も低めで安心。目玉焼きは必須!!

やみつき ガパオライス

#腹もちよし #背徳感MAX #ワンパン完結

材料（1人分）

鶏むねひき肉	100g
玉ねぎ	1/4個
ピーマン	1個
おろしにんにく	小さじ1/2
A ナンプラー	小さじ2
A オイスターソース	小さじ1
A ラカントS	小さじ1/2
A 豆板醤	小さじ1/4
卵	1個
米油	適量
「基本の美人ヤセごはん」(p.68)	150g

作り方

1. 玉ねぎとピーマンは1cm角に切る。
2. フライパンに米油小さじ1を入れて中火で熱し、玉ねぎをしんなりするまで炒める。ひき肉とおろしにんにくを加えて炒め、肉に火が通ったらピーマンを加えてさらに炒める。混ぜ合わせたAを加えてなじませ、いったん取り出す。
3. フライパンをさっと拭き、米油少々を中火で熱して卵を割り入れ、目玉焼きを作る。
4. 器にごはんを盛って②をかけ、③をのせる。

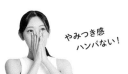

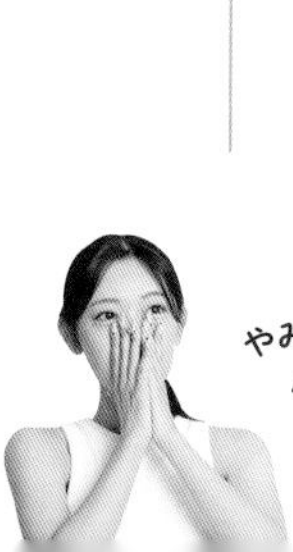

食べないと人生損します。
ナンプラー風味で食欲が爆上がり

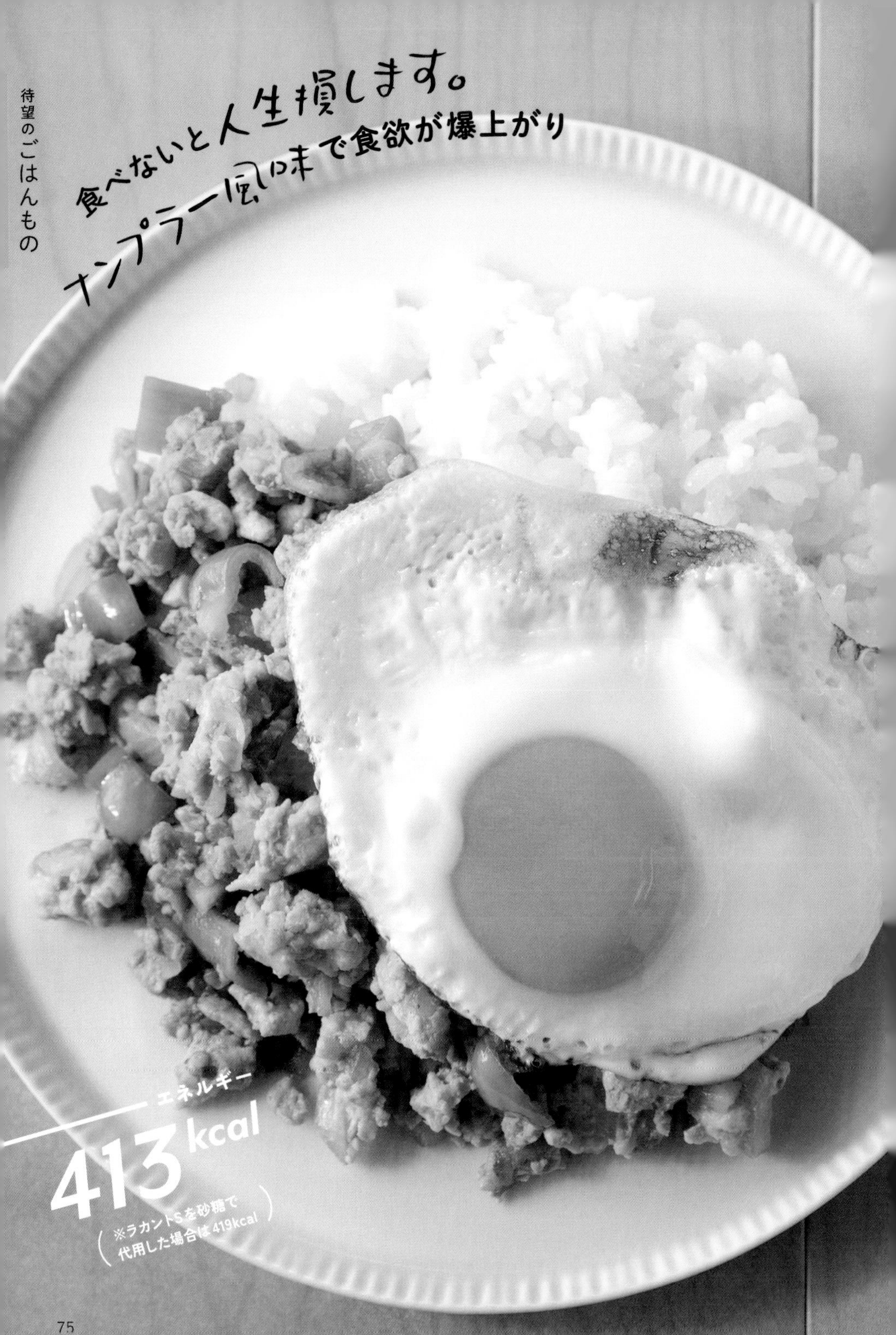

エネルギー
413kcal
（※ラカントSを砂糖で代用した場合は419kcal）

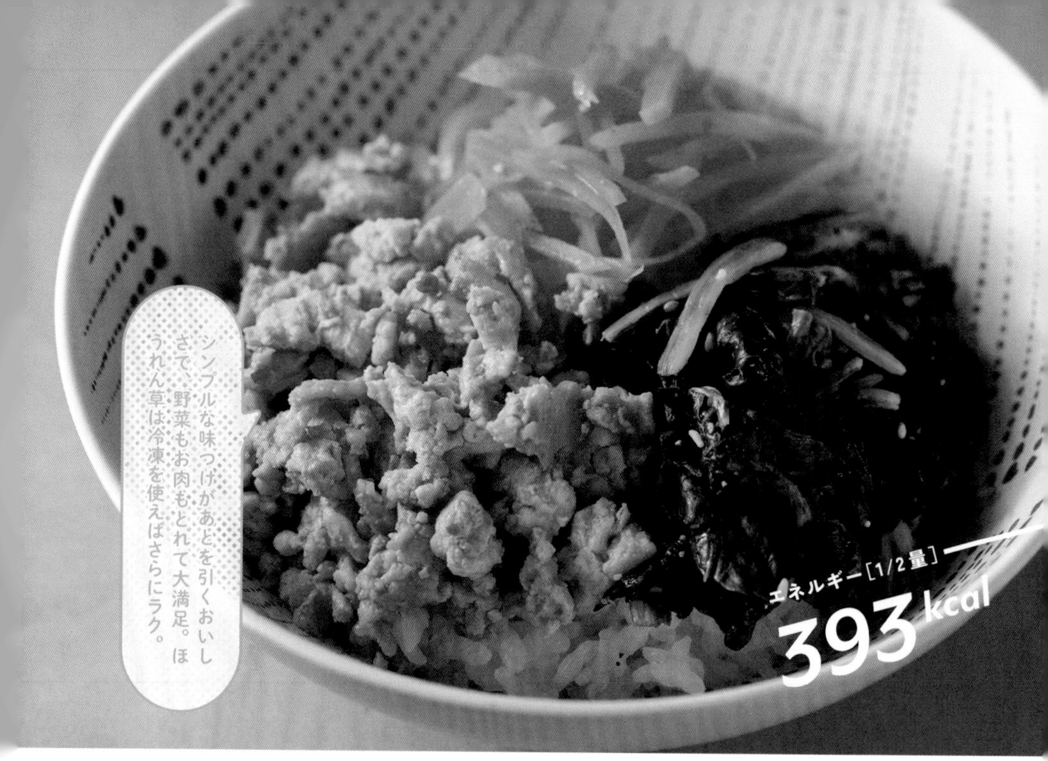
シンプルな味つけがあとを引くおいしさで、野菜もお肉もとれて大満足。ほうれん草は冷凍を使えばさらにラク。
エネルギー［1/2量］
393kcal

ビタミン豊富満足ビビンバ

#腹もちよし

材料（2人分）

にんじんナムル	にんじん	60g
	白いりごま	小さじ1/2
	ごま油	小さじ1/4
	鶏ガラスープの素、塩、こしょう	各少々
ほうれん草ナムル	ほうれん草	100g
	白いりごま	小さじ1/2
	ごま油	小さじ1/4
	鶏ガラスープの素、塩、こしょう	少々
鶏そぼろ	鶏むねひき肉	120g
	ごま油	小さじ1
	A しょうゆ、酒	各小さじ2
	A 豆板醤	小さじ1/2
	「基本の美人ヤセごはん」(p.68)	300g

作り方

1. にんじんはせん切りにし、ほうれん草は5㎝幅に切る。さっとゆでて、それぞれ残りの材料と混ぜる。
2. フライパンにごま油を入れて中火で熱し、ひき肉を色が変わるまで炒め、Aで調味する。
3. 器にごはんを盛り、①と②をのせる。

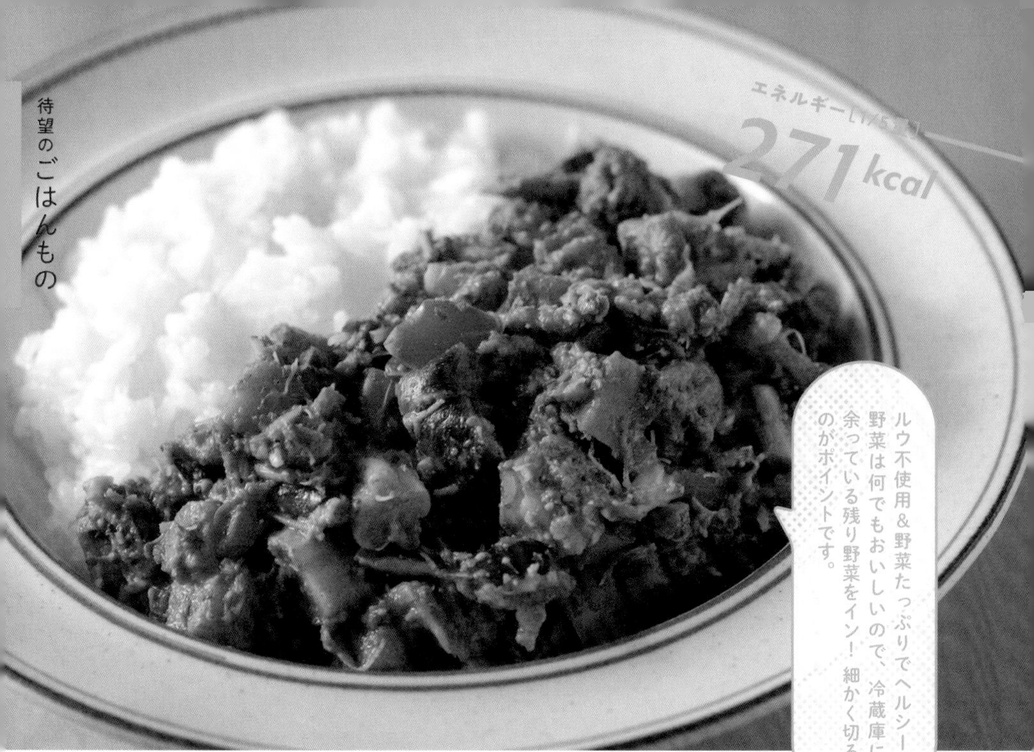

エネルギー[1/5量]
271kcal

ルウ不使用&野菜たっぷりでヘルシー。野菜は何でもおいしいので、冷蔵庫に余っている残り野菜をイン！ 細かく切るのがポイントです。

野菜たっぷり無水カレー

#腹もちよし #背徳感MAX #夜食にGO #ぶっこみ系

材料（作りやすい分量）

なす	2本
ゆでブロッコリー	150g
ズッキーニ	1本
にんじん	1/2本
赤パプリカ	1個
しめじ	1パック
オリーブオイル	大さじ1
塩	小さじ1/2
A カレー粉	大さじ1と1/2
A ウスターソース	大さじ1
A オイスターソース	大さじ1/2
A 顆粒コンソメ	小さじ1/2
A こしょう	少々
「基本の美人ヤセごはん」(p.68)	適量

作り方

1. 野菜としめじはすべて1cm角に切る。
2. 厚手の鍋に①を入れ、オリーブオイルを回しかけて塩をふり、ふたをして弱火で15分加熱する。Aを加えてふたをし、野菜がやわらかくなるまで5分煮込む。
3. 器にごはんを盛り、②をかける。

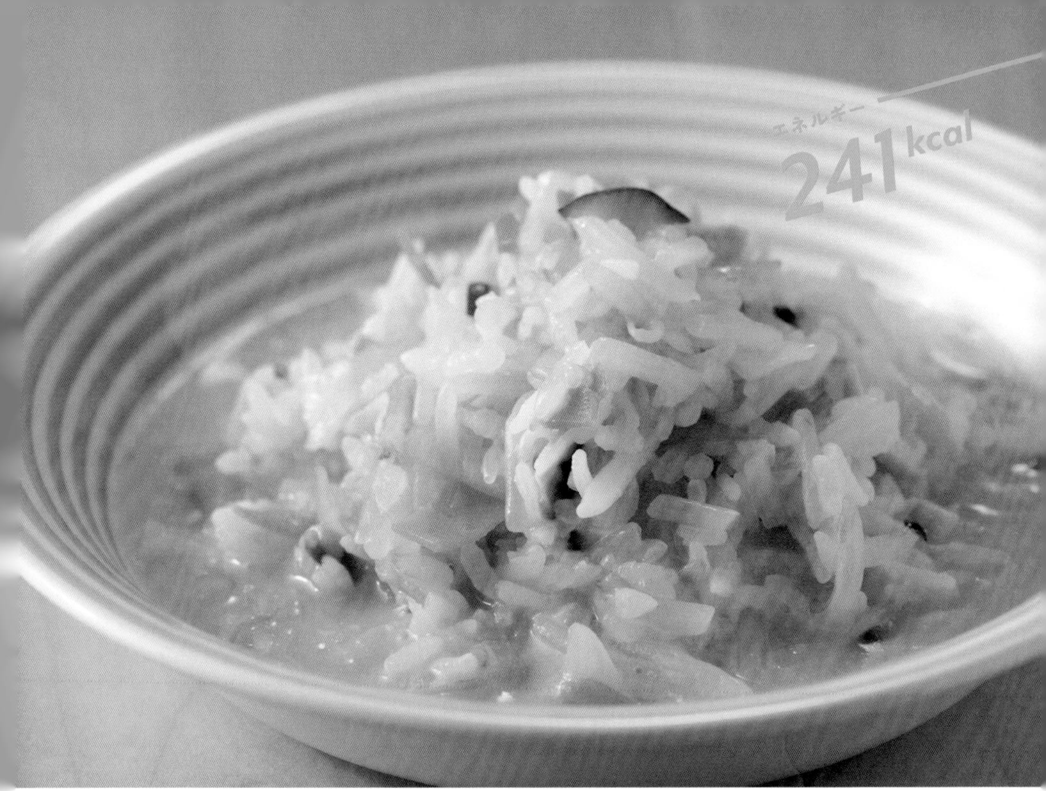

モリモリ野菜チーズリゾット

#腹もちよし #背徳感MAX #夜食にGO #ぶっこみ系

材料（1人分）

- ミックス野菜（市販） …… **1パック**
- A 水 …… **1カップ**
- A 鶏ガラスープの素 …… **小さじ1**
- 塩、こしょう …… **各少々**
- 溶けるチーズ …… **30g**
- オリーブオイル …… **少々**
- 「基本の美人ヤセごはん」（p.68） …… **100g**

作り方

1. ミックス野菜は細かく刻む。
2. 小鍋にごはん、①、Aを入れて中火で熱し、煮立ったら塩、こしょうで調味し、溶けるチーズを加える。
3. 器に盛り、オリーブオイルを回しかける。

スーパーやコンビニで売ってるミックス野菜はダイエットとお財布の強い味方。細かく刻んで基本の美人ヤセごはん&水分と合わせるだけで、めちゃくちゃおなかいっぱいに。

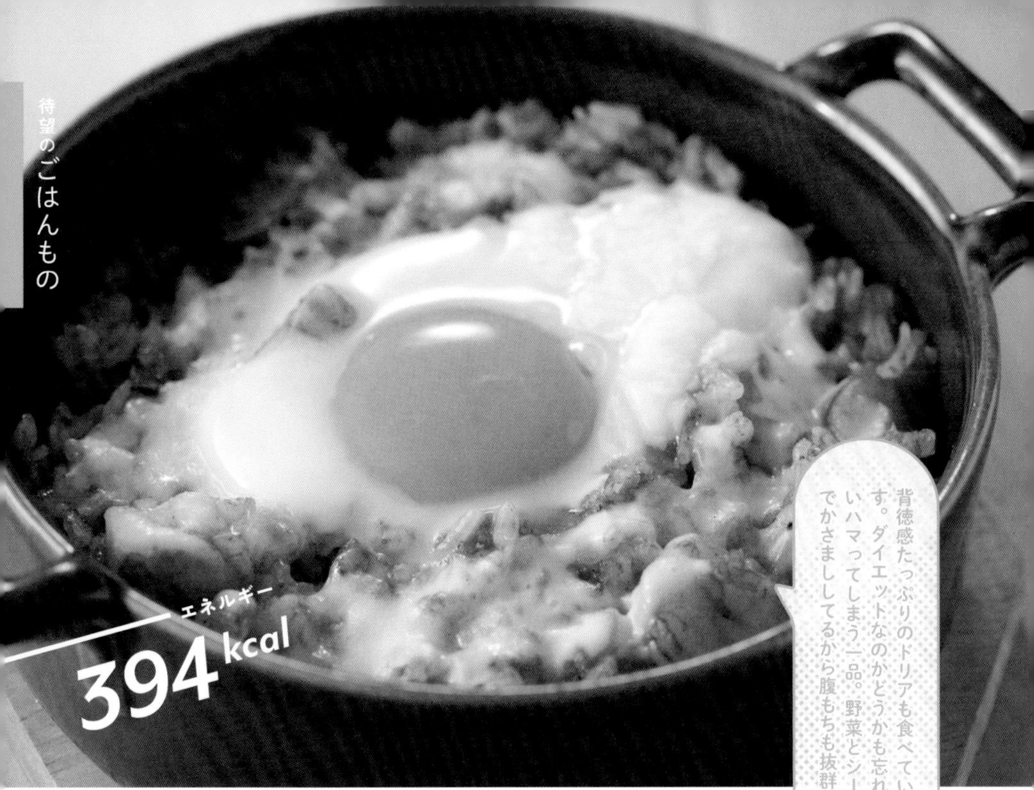

エネルギー
394 kcal

背徳感たっぷりのドリアも食べていいんです。ダイエットなのかどうかも忘れるくらいハマってしまう一品。野菜とシーフードでかさまししてるから腹もちも抜群。

腹もちチーズカレードリア

腹もちよし　# 背徳感MAX

材料（1人分）

シーフードミックス		50g
玉ねぎ		20g
にんじん		20g
れんこん		30g
バター		5g
「基本の美人ヤセごはん」(p.68)		150g
A	ケチャップ	大さじ1
A	カレー粉	小さじ1
A	塩、こしょう	各少々
卵		1個
溶けるチーズ		20g

作り方

1. 玉ねぎ、にんじん、れんこんはみじん切りにする。
2. フライパンにバターを入れて中火で熱し、①をしんなりするまで炒め、シーフードミックスを加えてさらに炒める。ごはんを加え、Aで調味する。
3. 耐熱容器に②を盛って中央に卵を落とし、爪楊枝で黄身を数か所刺す。チーズを散らし、電子レンジで3分ほど様子を見ながら加熱する。

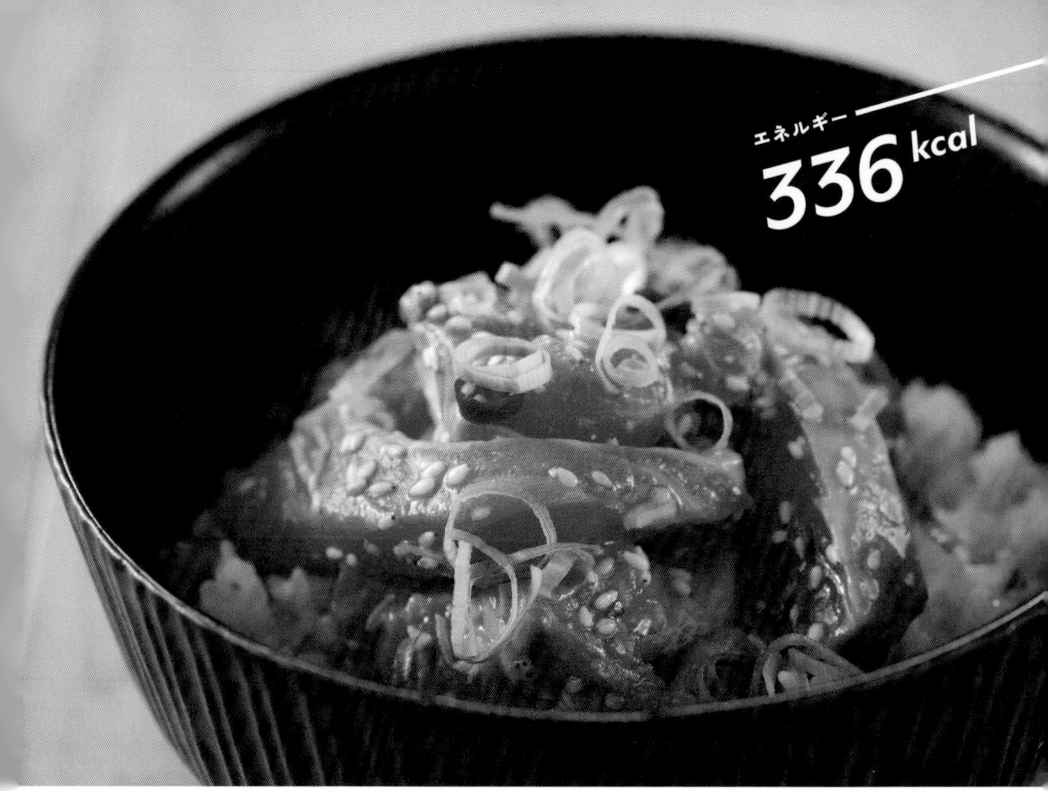

ねぎ塩サーモンの抗酸化丼

\# 腹もちよし　# 加熱いらず

材料（1人分）

サーモン（刺身用）		100g
A	めんつゆ	大さじ1/2
	白いりごま	小さじ1
	ごま油、レモン汁	各小さじ1/2
	鶏ガラスープの素	小さじ1/4
	赤唐辛子の小口切り	少々
「基本の美人ヤセごはん」（p.68）		150g
（好みで）小ねぎの小口切り		ひとつかみ

作り方

1. ポリ袋にAを合わせ、サーモンと小ねぎを加え、冷蔵庫で10分ほどおいて味をなじませる。
2. 器にごはんを盛り、①をのせて小ねぎ適量（分量外）をふる。

抗酸化パワーを持つサーモンを使って、丼に。漬けるたれが絶品なので、ほかのお刺身で作ってもめちゃうまです。

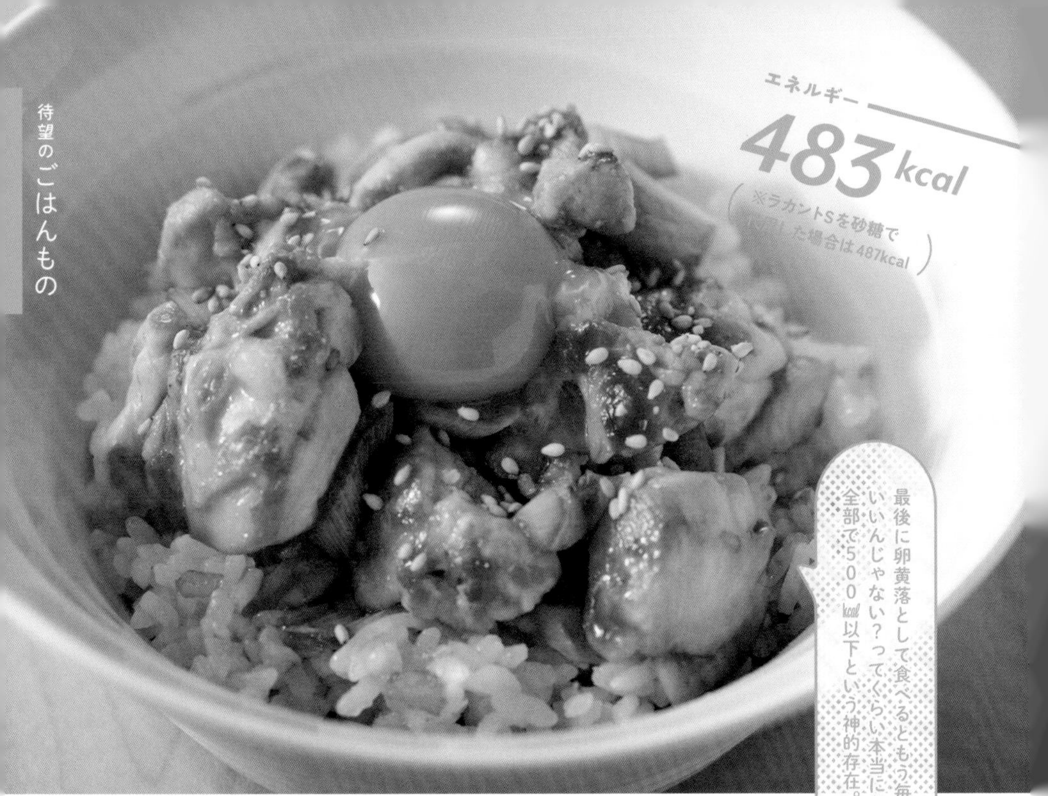

エネルギー
483kcal
（※ラカントSを砂糖で代用した場合は487kcal）

最後に卵黄落として食べるともう毎日これでいいんじゃない？ってくらい本当においしい。全部で500kcal以下という神的存在。

がっつりスタミナ丼

#腹もちよし　#背徳感MAX　#ワンパン完結

材料（1人分）

- 鶏もも肉 …… 100g
- 長ねぎ …… 1/2本
- 塩、こしょう …… 各少々
- 米油 …… 小さじ1
- A
  - しょうゆ …… 大さじ1
  - みりん …… 小さじ2
  - 酒 …… 小さじ1
  - おろしにんにく …… 小さじ1/2
  - ラカントS …… 小さじ1/4
- 「基本の美人ヤセごはん」（p.68） …… 150g
- 卵黄 …… 1個分
- （好みで）白いりごま …… 少々

作り方

1. 鶏肉はひと口大に切って塩、こしょうをふる。長ねぎは斜め切りにする。
2. フライパンに米油を入れて中火で熱し、鶏肉を両面に焼き色をつけながら炒める。長ねぎを加えてさっと炒め合わせ、混ぜ合わせたAを加えてからめる。
3. 器にごはんを盛って②をのせ、中央に卵黄を落として白いりごまをふる。

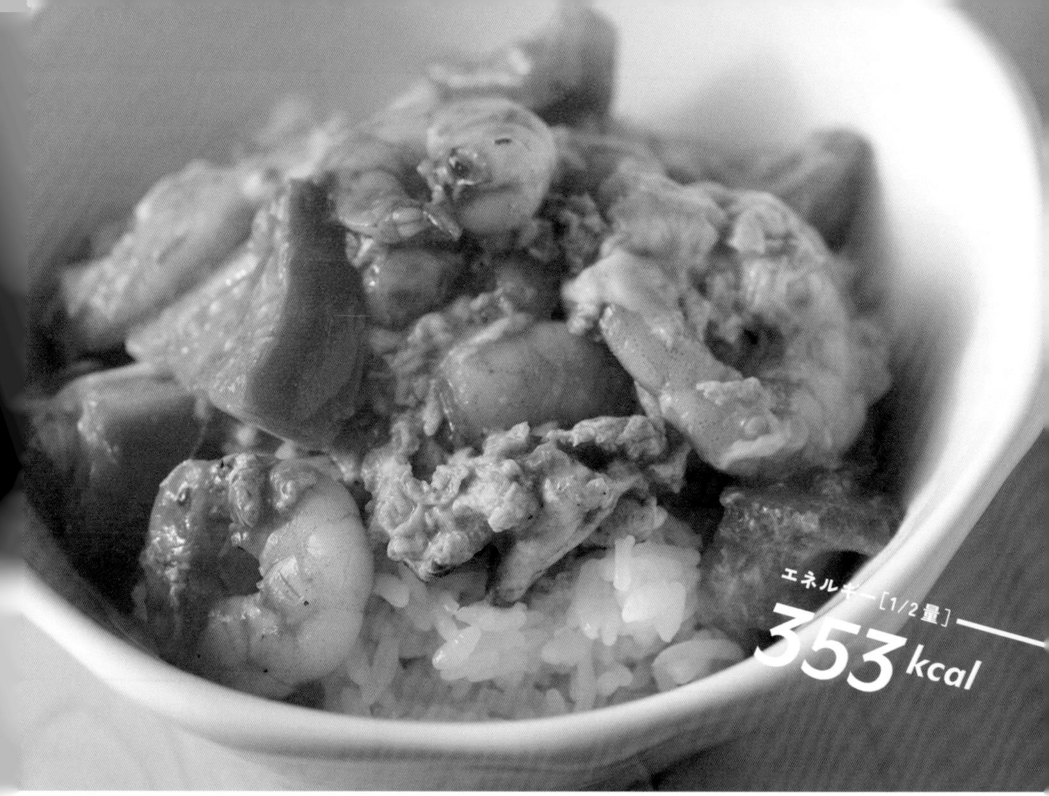

えびと卵の美人プリふわトマト丼

腹もちよし　# 背徳感MAX　# ワンパン完結

材料（2人分）

むきえび	100g
トマト	1個
卵	2個
バター	10g
塩、こしょう	各少々
A ケチャップ	小さじ2
A オイスターソース	小さじ1
「基本の美人ヤセごはん」(p.68)	300g

作り方

1. トマトはひと口大に切る。卵は溶きほぐす。
2. フライパンにバターを入れて中火で熱し、えびを入れて塩、こしょうをふって炒める。えびの色が変わったらAとトマトを加え、溶き卵を回し入れてさっと炒める。
3. 器にごはんを盛り、②をかける。

えびと卵のタンパク質コンビに、美肌にいいトマトを組み合わせて。
ふわふわ卵がトマトの水分を吸って、えびにからんで最高においしい。

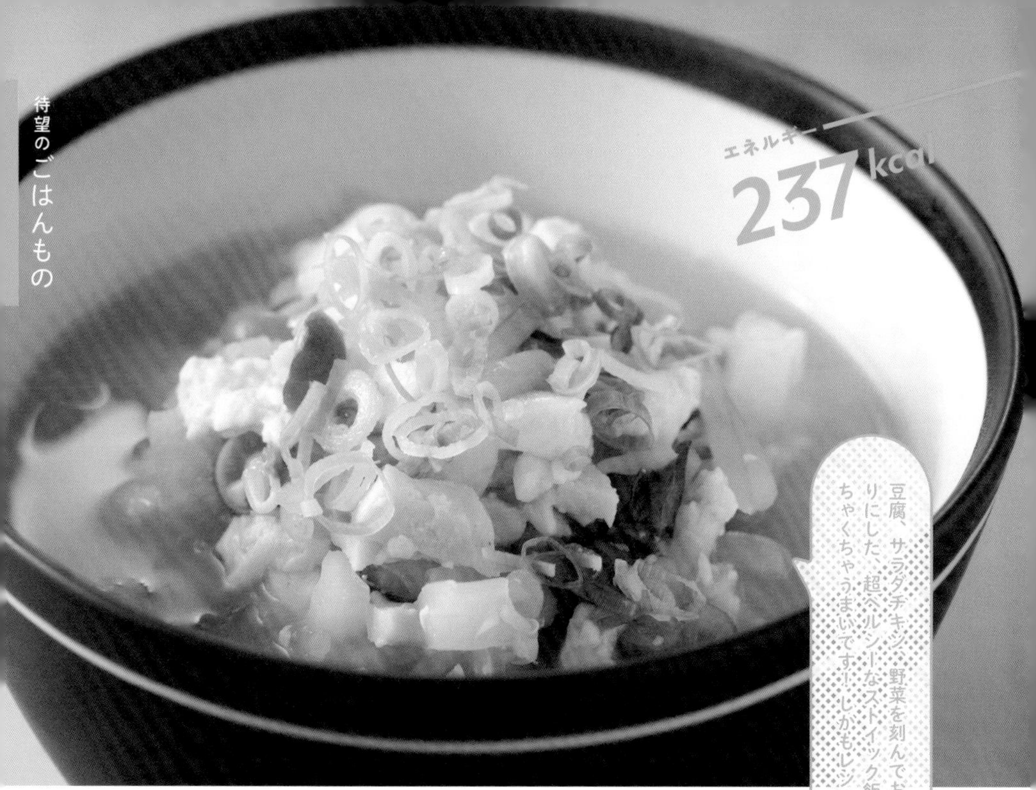

エネルギー
237kcal

豆腐、サラダチキン、野菜を刻んでお米のかわりにした、超ヘルシーなストイック飯。味はめちゃくちゃうまいです！しかもレンチン一発。

究極にヘルシーな本気雑炊風

#夜食にGO #ぶっこみ系 #レンチンonly

材料（1人分）

木綿豆腐 …… 小1丁（150g）
サラダチキン …… 1/2枚
しめじ …… 1/2パック
白菜 …… 1枚（80g）
もやし …… 1/2袋
A ┌ 水 …… 1カップ
　│ 鶏ガラスープの素、
　└ しょうゆ …… 各小さじ1
（あれば）小ねぎの小口切り …… 適量
ごま油 …… 少々

作り方

1. 豆腐、サラダチキン、しめじはそれぞれ細かくほぐす。白菜は1cm角に切り、もやしは細かく刻む。
2. 耐熱容器に①とAを入れ、ラップをして電子レンジで6分加熱する。小ねぎを散らし、ごま油を回しかける。

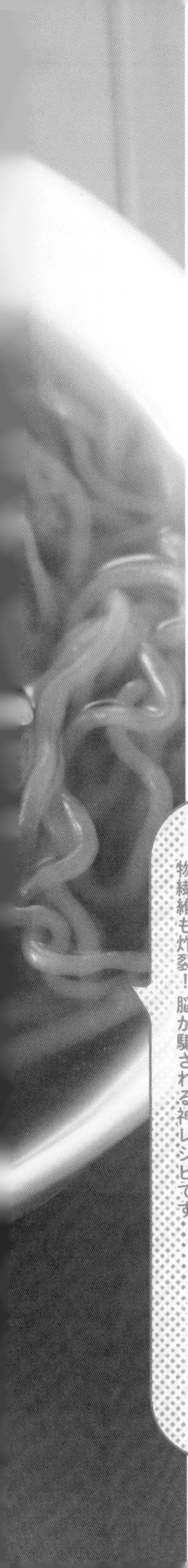

背徳のみそバターコーンラーメン

#腹もちよし #背徳感MAX #夜食にGO

ありえないくらいカロリー低めなのに、パンチの効いた味のガッツリラーメン。めんはしらたきなのでほぼ0㎉なうえ、食物繊維も炸裂！ 脳が騙される神レシピです。

材料（1人分）

	しらたき（下ゆで済みのもの）	150g
	もやし	1/2袋
A	水	1と1/2カップ
A	みそ、めんつゆ	各大さじ1
A	鶏ガラスープの素	小さじ1
A	おろしにんにく、おろししょうが、豆板醤	各小さじ1/4
	ゆで卵	1個
	コーン缶	30g
	バター	5g
	（あれば）小ねぎの小口切り	適量

作り方

1. しらたきは食べやすい長さに切る。
2. 小鍋にAと①を入れて中火で加熱し、ひと煮立ちしたらもやしを加えてさっと煮る。
3. 器に②を盛り、半分に切ったゆで卵、コーン、バターをのせ、小ねぎを散らす。

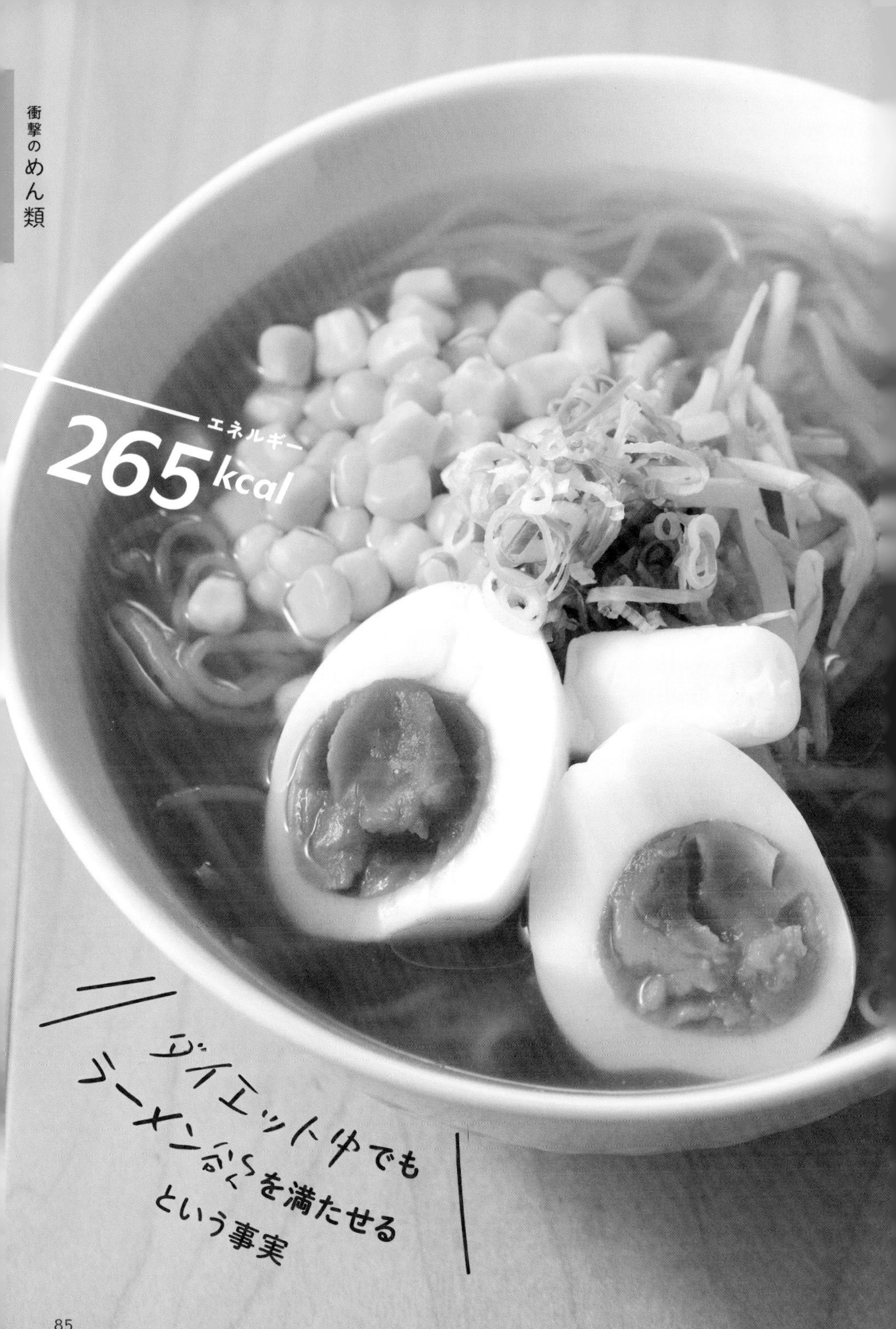
エネルギー
265 kcal
ダイエット中でも
ラーメン欲を満たせる
という事実

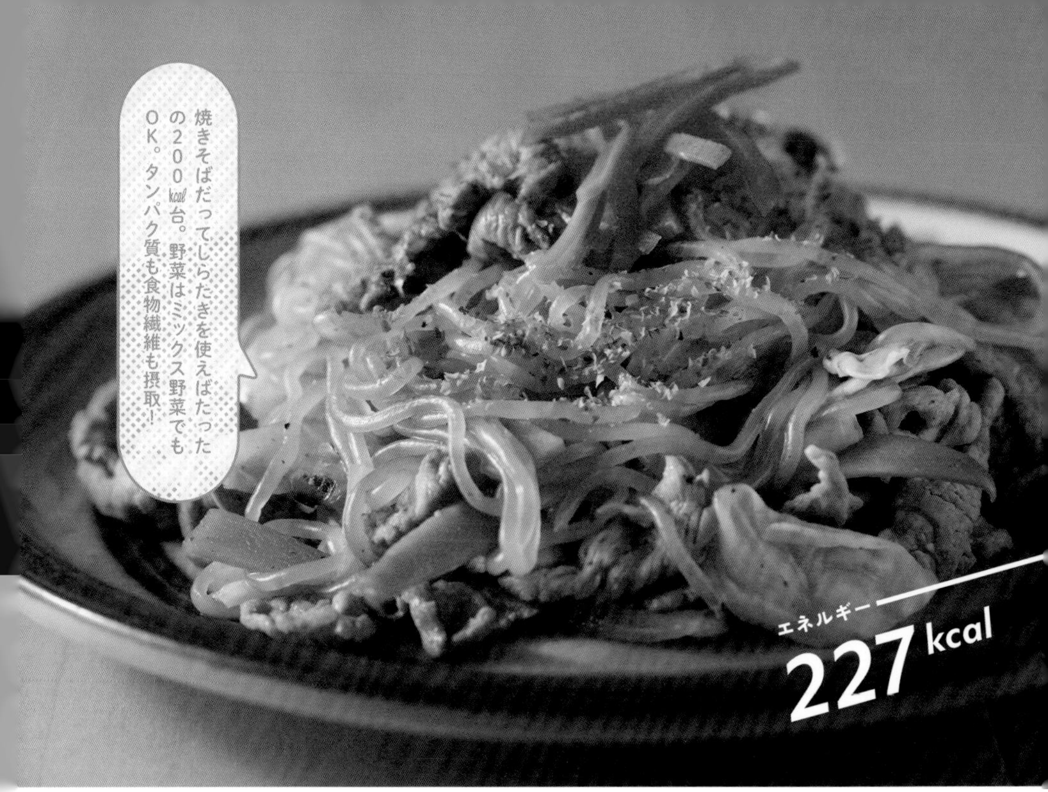
焼きそばだってしらたきを使えばたったの２００kcal台。野菜はミックス野菜でもＯＫ。タンパク質も食物繊維も摂取！
エネルギー
227kcal

食物繊維たっぷり焼きそば

#腹もちよし #背徳感MAX #夜食にGO #ワンパン完結

材料（1人分）

しらたき（下ゆで済みのもの）	200g
豚ももこま切れ肉	100g
キャベツ	50g
にんじん	20g
ごま油	小さじ1
A 酒	大さじ1
A オイスターソース、しょうゆ	各大さじ1/2
A 鶏ガラスープの素	小さじ1/2
A 塩、こしょう	各少々
青のり、紅しょうが	各適量

作り方

1. しらたきは食べやすい長さに、キャベツはひと口大に切り、にんじんは細切りにする。
2. フライパンにごま油を入れて中火で熱し、豚肉を炒める。肉の色が変わったらしらたきを加え、水分を飛ばしながら炒める。キャベツとにんじんを加えてさらに炒め、Aで調味する。
3. 器に盛り、青のりをふって紅しょうがを添える。

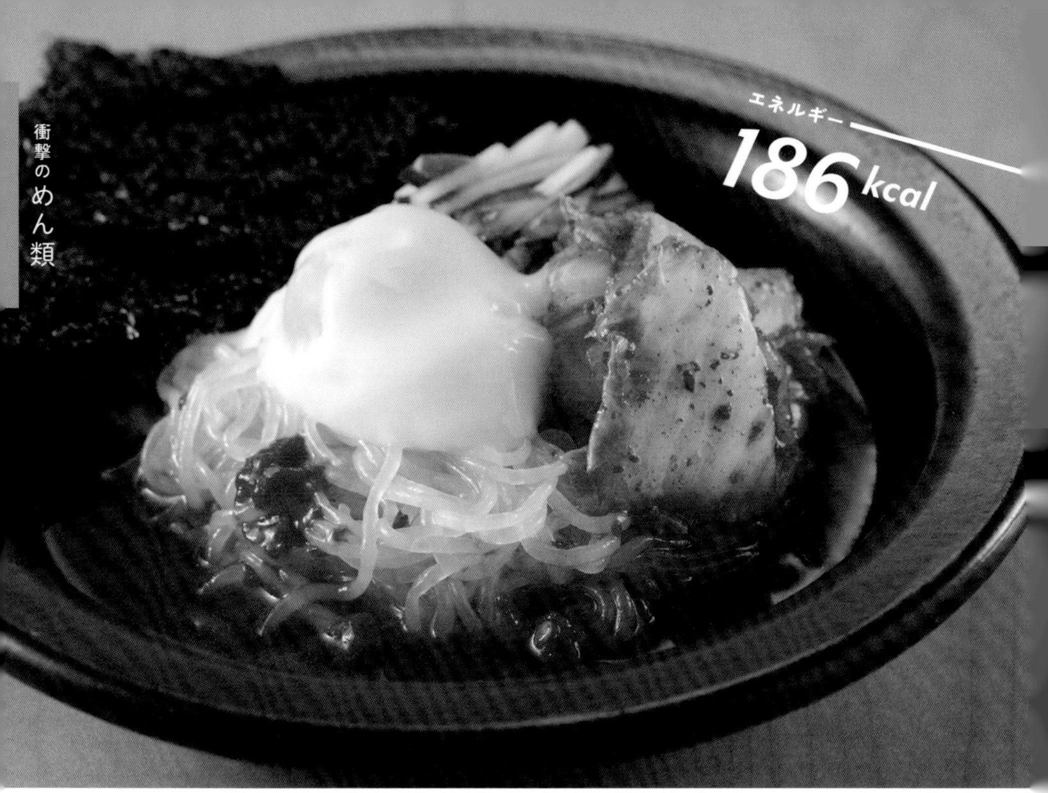

韓国風キムチ冷やしめん

#腹もちよし #夜食にGO #加熱いらず

材料（1人分）

	しらたき（下ゆで済みのもの）	150g
	キムチ	50g
	きゅうり	1/4本
	温泉卵	1個
A	酢	大さじ2
A	しょうゆ	小さじ2
A	ごま油、鶏ガラスープの素、豆板醤	各小さじ1/2
	韓国のり	2枚

作り方

1. しらたきは食べやすい長さに切り、きゅうりはせん切りにする。
2. 器にしらたきを盛り、キムチ、きゅうり、温泉卵をのせ、混ぜ合わせたAを回しかけ、のりを添える。

驚きの100㎉台のめんレシピ。思い立ったらさっとすぐに作れて簡単です。発酵食品のキムチも入れて便秘解消もサポート。

愛すべき韓国味♡

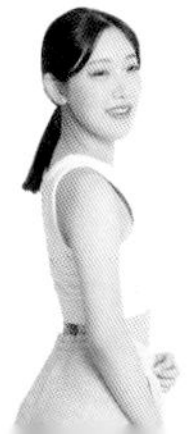

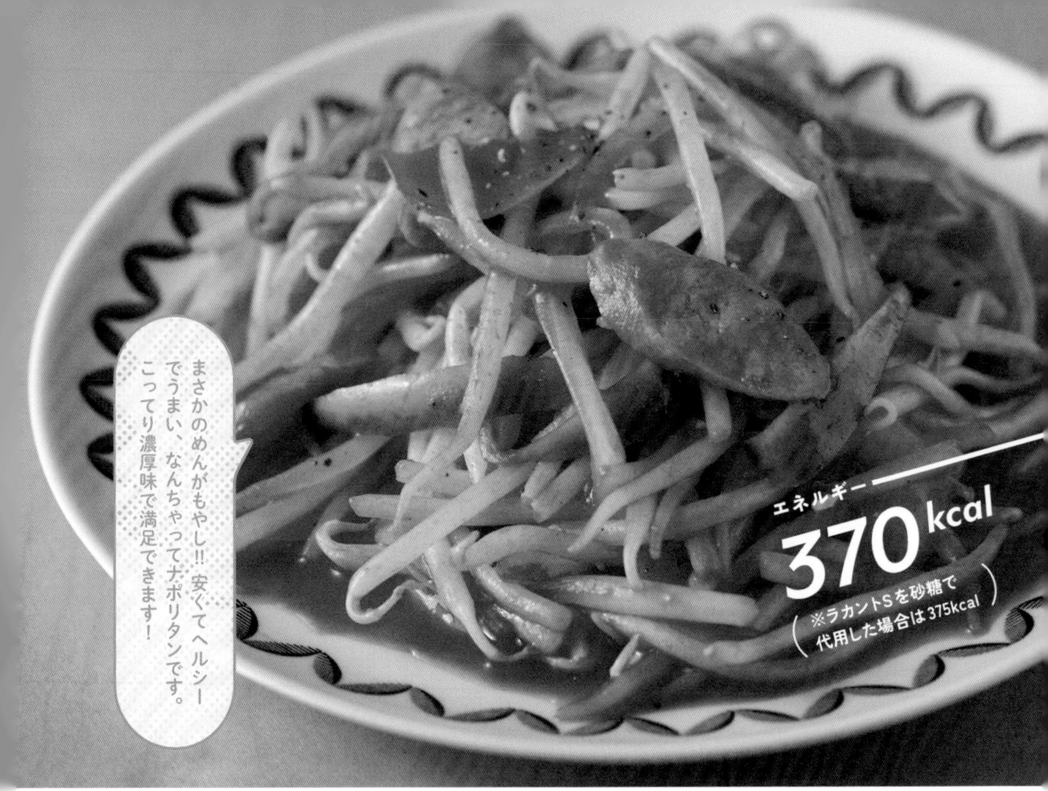
まさかのめんがもやし!! 安くてヘルシー
でうまい、なんちゃってナポリタンです。
こってり濃厚味で満足できます!
エネルギー
370kcal
(※ラカントSを砂糖で代用した場合は375kcal)

驚きの満足感!
もやしナポリタン

#背徳感MAX　#ワンパン完結

材料(1人分)

もやし	1袋
ウインナーソーセージ	3本
玉ねぎ	1/4個
ピーマン	1個
バター	5g
A ケチャップ	大さじ4
A ウスターソース	小さじ1
A 顆粒コンソメ、ラカントS	各小さじ1/2
A 塩、こしょう	各少々

作り方

1. ソーセージは斜め切りに、玉ねぎは薄切りに、ピーマンは細切りにする。
2. フライパンにバターを入れて中火で熱し、①を炒める。もやしを加えて炒め、Aで調味する。

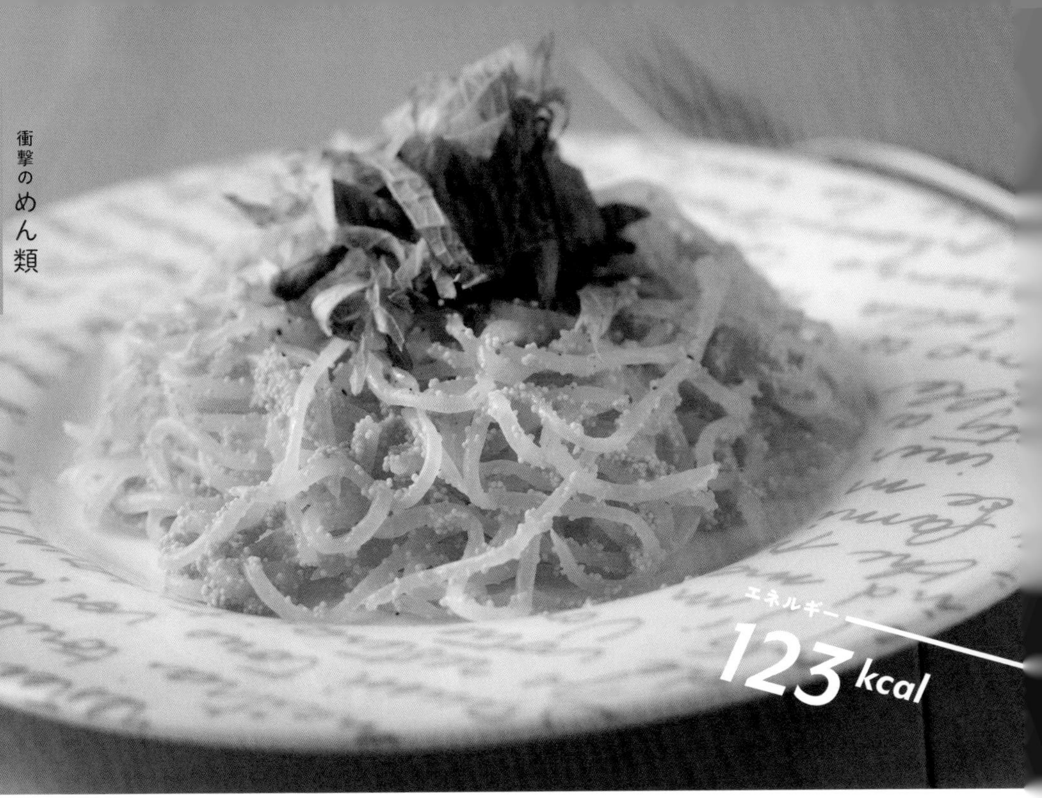

しらたき明太バターパスタ

#腹もちよし　#背徳感MAX　#夜食にGO　#ワンパン完結

材料（1人分）

しらたき（下ゆで済みのもの）	150g
明太子（薄皮を除く）	30g
バター	10g
白だし	小さじ2
粗びき黒こしょう	少々
（あれば）青じそ	5枚

作り方

1. しらたきは食べやすい長さに切る。中火で熱したフライパンに入れ、焦げないよう、キュッキュッと音がするまで水分を飛ばしながら炒める。
2. バターと白だしを加えて混ぜながら炒め、明太子を加えて混ぜる。
3. 器に盛って粗びき黒こしょうをふり、せん切りにした青じそをのせる。

1回食べるとハマる味で、材料の少なさが魅力的。2人分食べてもいいくらいカロリー低めの、最強ダイエットレシピです。

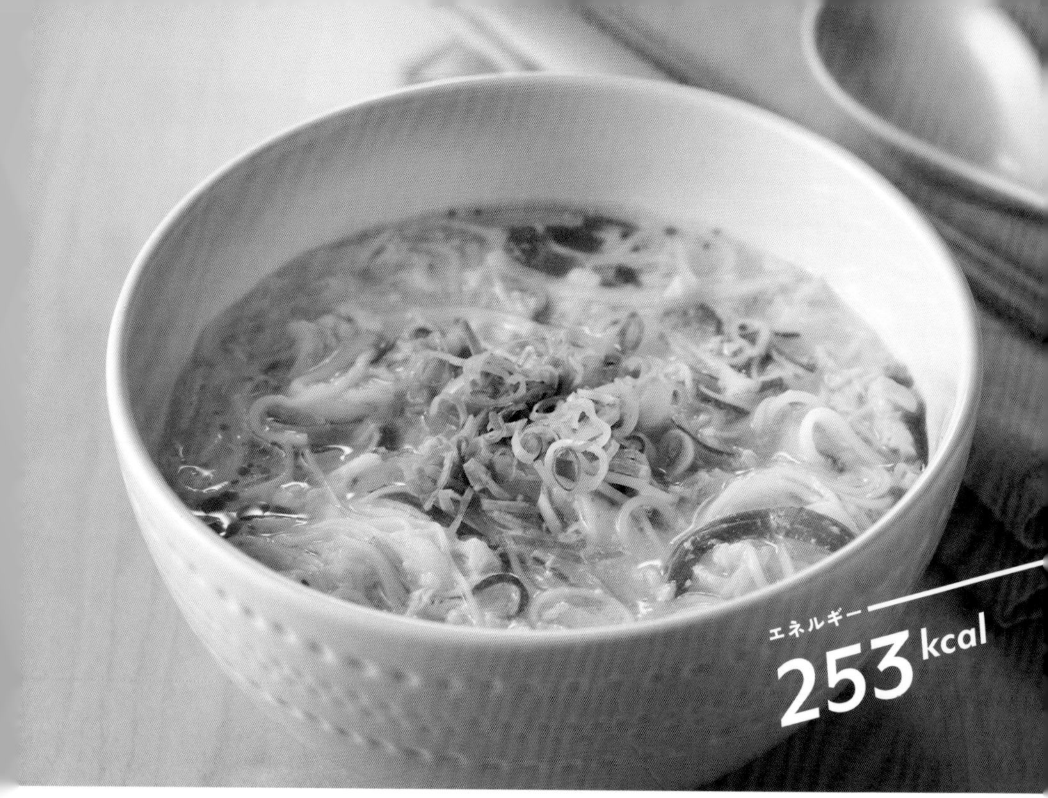

ふわふわかにたまそうめん

#腹もちよし　#夜食にGO

材料（1人分）

そうめん	1束
卵	1個
かに風味かまぼこ	4本（25g）
水	2カップ
白だし	大さじ1
ごま油、ラー油	各少々
（あれば）小ねぎの小口切り	適量

天才的においしい神レシピ。鬼リピートするくらいどハマりしてます。やさしくてほっとする、飽きのこない味です。

作り方

1. かに風味かまぼこは細かく裂き、卵は溶いておく。
2. 鍋に水を入れて沸かし、そうめんを入れて袋の表示通りにゆでる。
3. ②にかに風味かまぼこと白だしを加え、溶き卵を流し入れてふんわりしてきたら、箸などでゆっくり混ぜる。器に盛り、ごま油とラー油を回しかけ、小ねぎを添える。

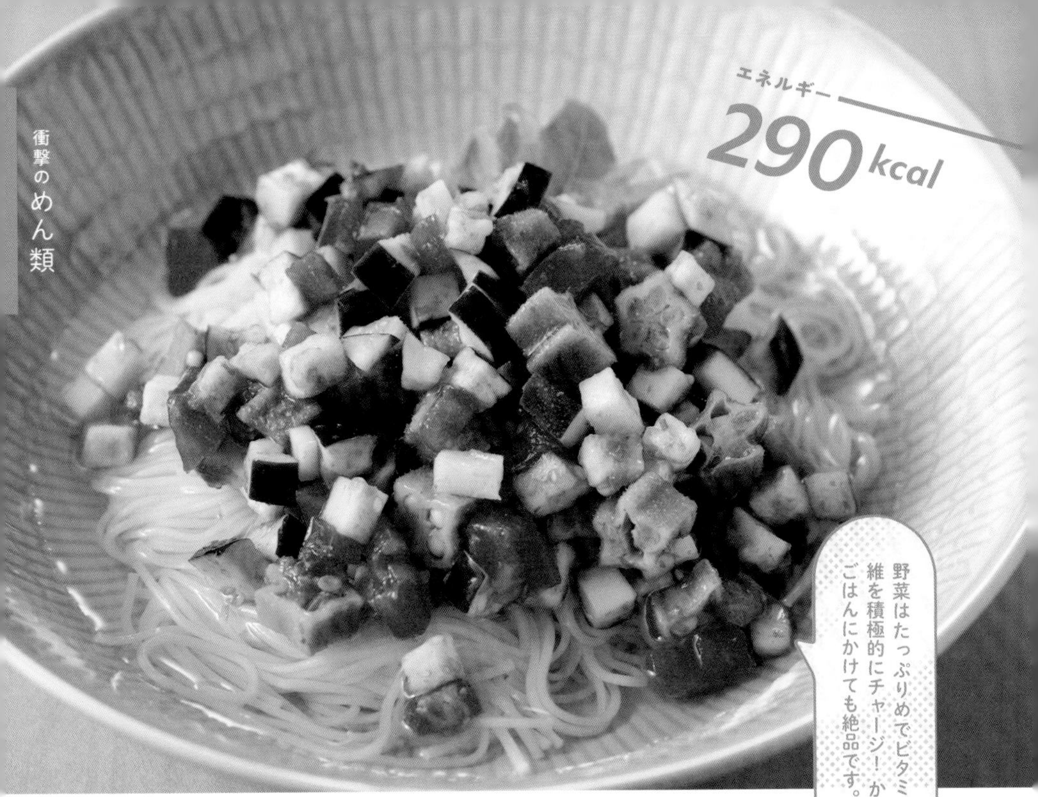

エネルギー
290kcal

野菜はたっぷりめでビタミンや食物繊維を積極的にチャージ！ かけ汁は冷やごはんにかけても絶品です。

野菜だし漬け美そうめん

#腹もちよし　#夜食にGO

材料（1人分）

そうめん	1束
なす	1/2本
トマト	小1/2個
ズッキーニ	1/2本
ゆでオクラの小口切り	30g
A しょうゆ	大さじ1
A 削り節	1パック（約3g）
B 水	1カップ
B 白だし	大さじ4
青じそ	2枚

作り方

1. なす、トマト、ズッキーニは大きめのみじん切りにし、なすはたっぷりの水にさらしてアクを抜き、水気をきる。すべてボウルに入れ、オクラとAを加えてあえる。
2. そうめんは袋の表示通りにゆで、冷水で洗ってしっかりと水気をきる。
3. 器に②を盛り、青じそと①をのせ、混ぜ合わせたBを回しかける。

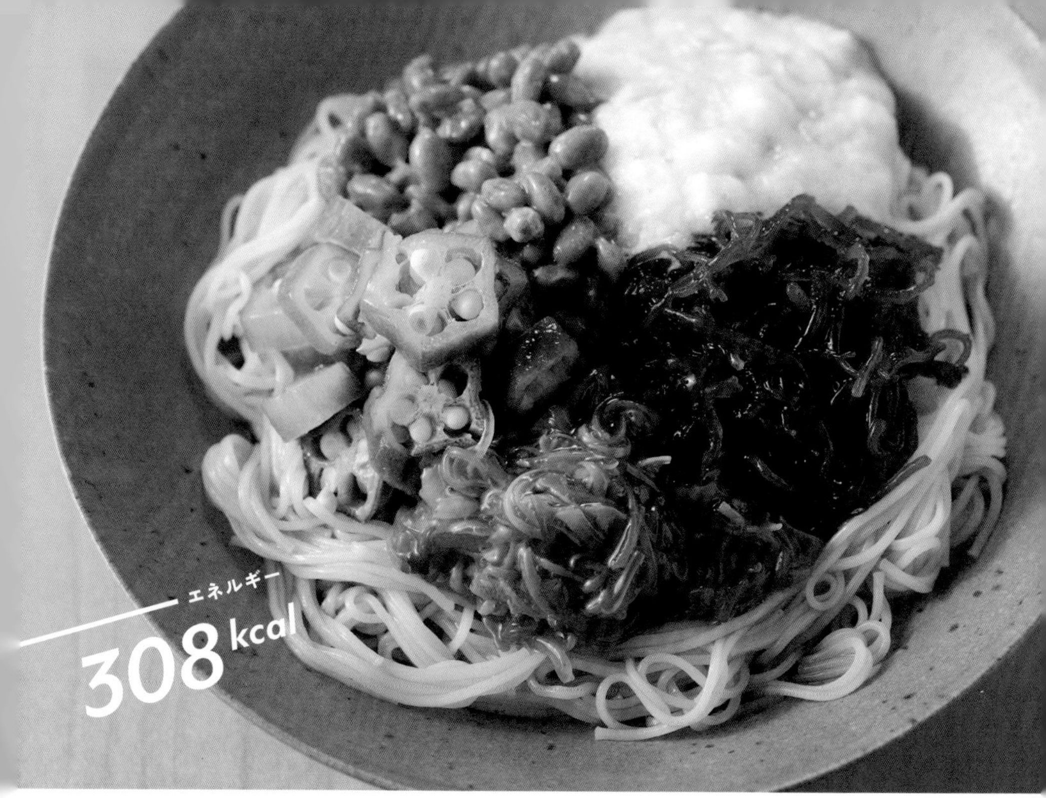

美の宝庫！ ねばねばそうめん

腹もちよし　# 夜食にGO

材料（1人分）

- そうめん …… 1束
- 納豆 …… 1パック
- もずく …… 1パック（30g）
- めかぶ …… 1パック（35g）
- ゆでオクラの小口切り …… 30g
- 長いも …… 30g
- A　しょうゆ、めんつゆ、酢 …… 各大さじ1

作り方

1. 長いもはすりおろす。
2. そうめんは袋の表示通りにゆで、冷水で洗ってしっかりと水気をきる。
3. 器に②を盛って①と残りの具材をのせ、混ぜ合わせたAを回しかける。

健康にも美容にもいいヘルシーダイエットそうめんの定番。ねばねば食材はお肌にも腸にも嬉しい効果があるのでおすすめ。

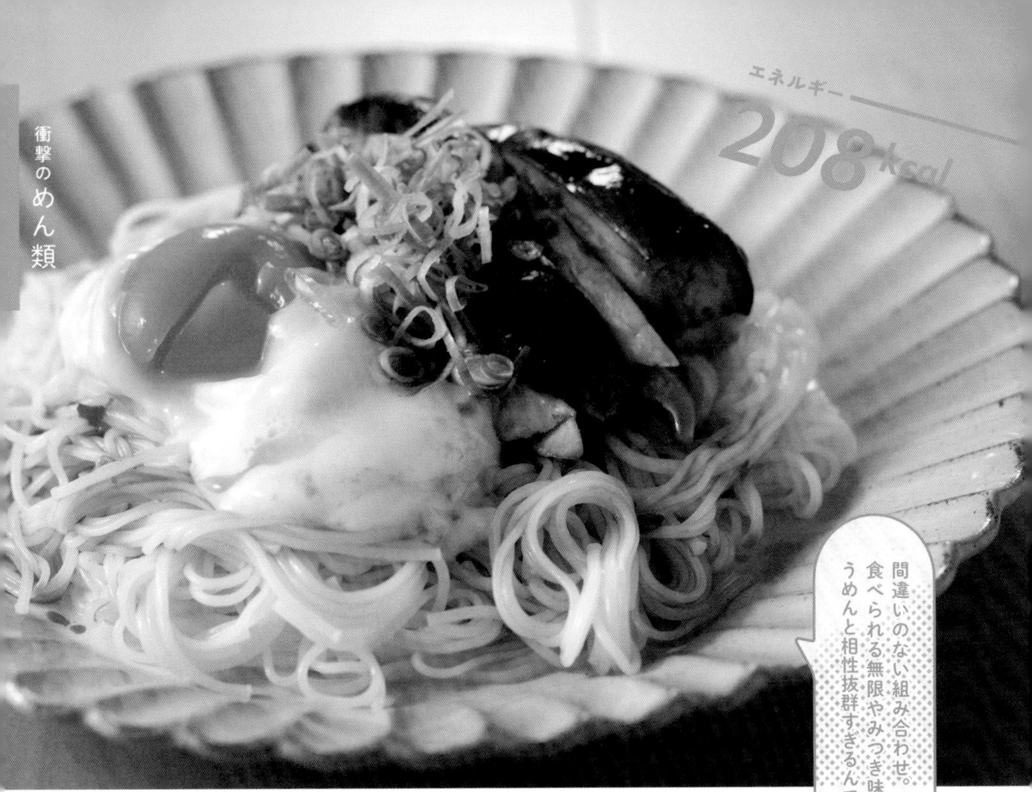

間違いのない組み合わせ。いくらでも食べられる無限やみつき味つけが、そうめんと相性抜群すぎるんです。

ピリ辛なす温玉そうめん

#腹もちよし #夜食にGO

材料（1人分）

そうめん	1束
なす	1本
A しょうゆ	小さじ2
A みりん	小さじ1
A 豆板醤	小さじ1/2
温泉卵	1個
(あれば) 小ねぎの小口切り	適量
ごま油	小さじ1
ラー油	少々

作り方

1. なすは縦6等分に切って耐熱皿に並べ、混ぜ合わせたAを回しかける。ラップをして電子レンジで2分30秒加熱し、そのまま冷ます。
2. そうめんは袋の表示通りにゆで、冷水で洗ってしっかりと水気をきる。
3. 器に②を盛り、①と温泉卵をのせ、小ねぎを添える。ごま油とラー油を回しかける。

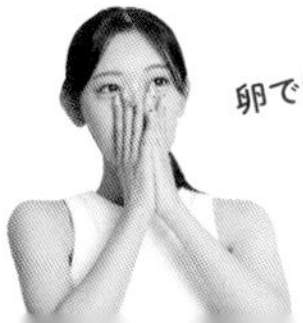

卵で幸せ度上昇！

COLUMN 02

満足感ハンパないのに太らない！

コンビニで買える美人の間食

どうしても何か食べたくなったときは、
優秀なヘルシー食品に頼りましょう。
コンビニで買えるおすすめ間食を集めました。

小腹がずっしり満たされる！

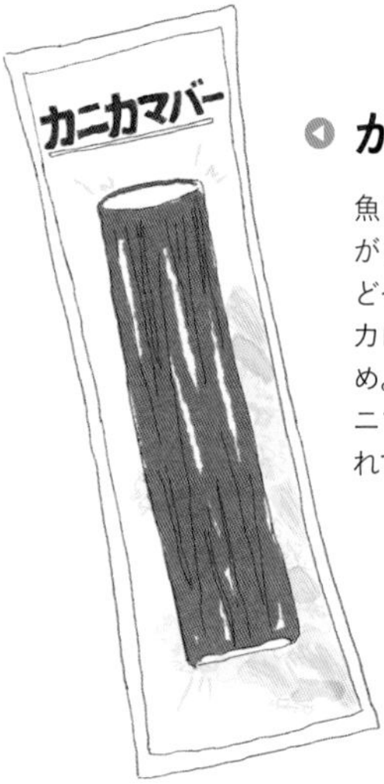

かにかまバー

魚由来のタンパク質がとれて、おなかにどっしりたまるわりにカロリーも糖質も低め。今や大手コンビニではどこでも売られています。

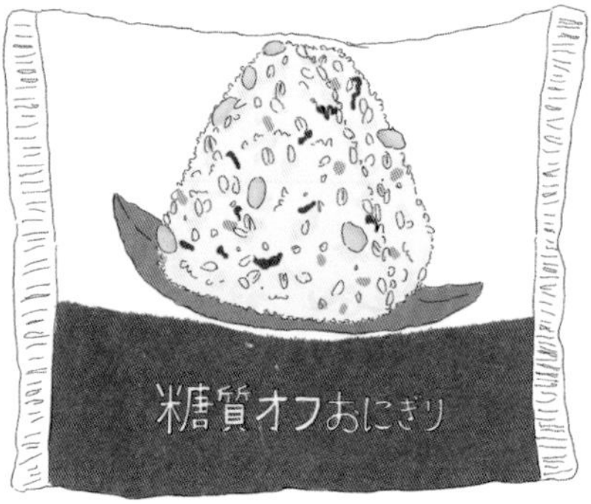

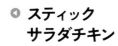

おにぎり

コンビニおにぎりは食事としてはもちろん、小腹がすいたときにもパクッと食べられてgood。糖質オフシリーズがおすすめです。

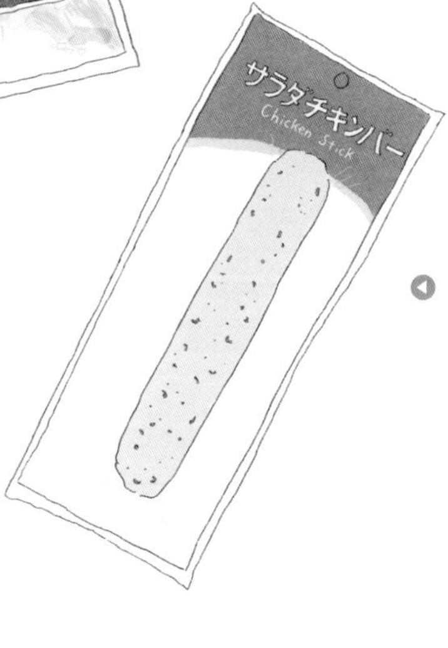

スティックサラダチキン

食べやすいスティック状のサラダチキンは、外出先でも重宝。味のバリエーションが豊富なので、飽きがこないのも嬉しい要素です。

食後のデザート欲が満たされる！

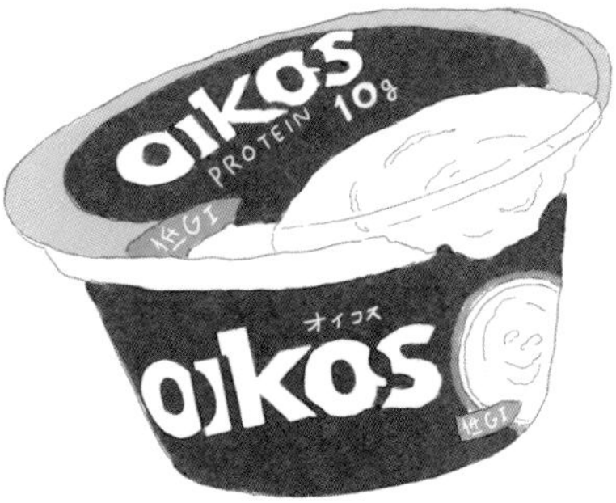

高タンパク質ヨーグルト

おすすめは、タンパク質がたっぷりとれてどの大手コンビニでも売られている「オイコス」。甘味があるけど罪悪感なく食べられます。

カットフルーツ

甘いもの欲を満たしてくれるフルーツは、食べすぎなければOK。コンビニのカット済みフルーツは、買ってすぐに食べられて便利です。

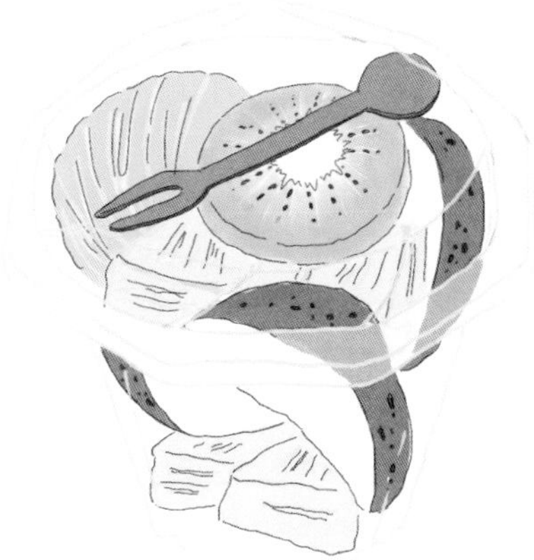

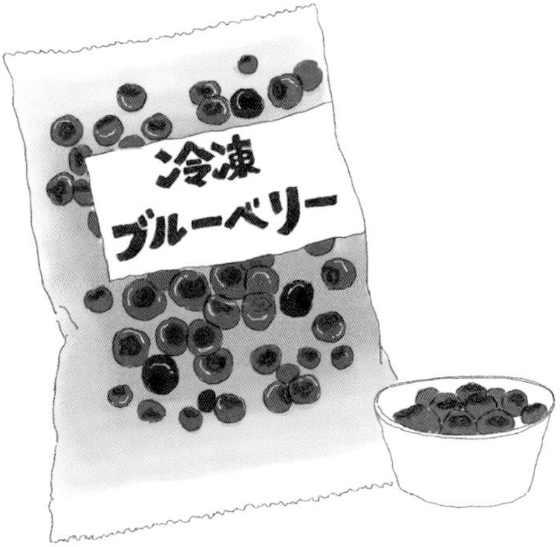

冷凍フルーツ

冷凍庫にストックしておけば好きなときに食べられます。解凍して食べても、解凍しきらないうちにアイス感覚で食べるのもおすすめ。

口さびしさが一気にまぎれる！

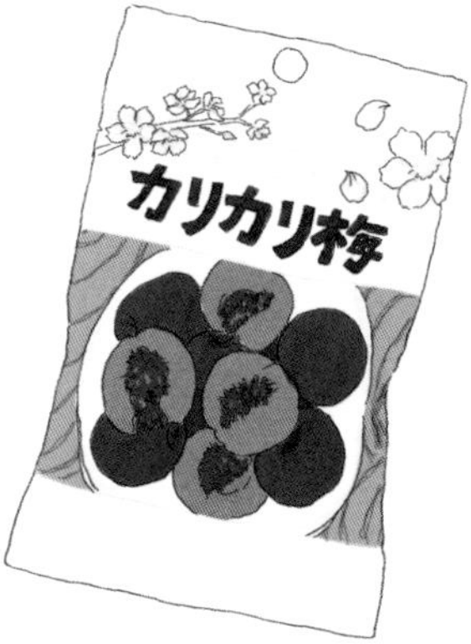

カリカリ梅

カリッと食感とほどよい酸味が口さびしさをまぎらわせてくれる、カロリー低めのおやつ。ただし塩分があるので食べすぎには注意。

ラムネ

脂質はほとんどなく、糖質はありますがエネルギーを効率よく摂取できるのがスゴイ。食欲を落ち着かせたいときに役立ちます。

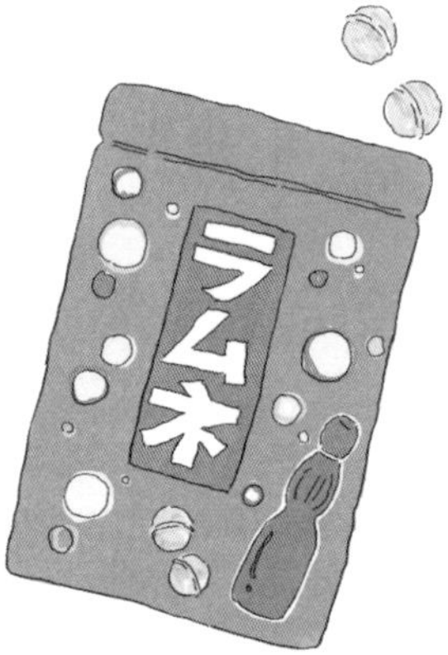

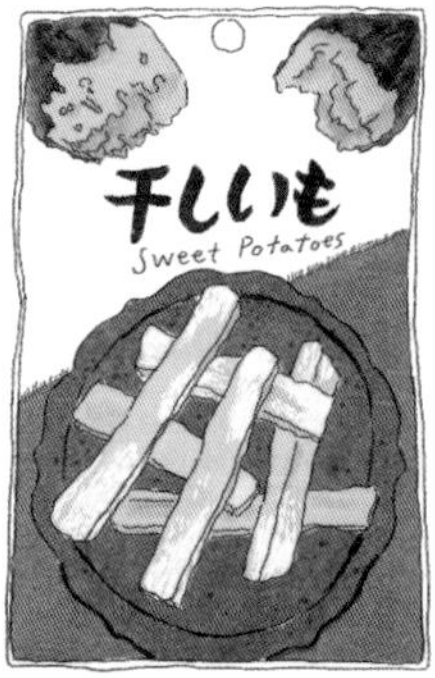

干しいも

甘いもの欲を満たすならコレ。脂質が少なめで、腹もちがよく噛みごたえもあります。スティック状の干しいもが食べやすくておすすめ。

キャラメリゼナッツ

キャラメルの香りでお菓子欲が満たされて◎。ローソンの「くるみとココナッツのキャラメリゼ」は食物繊維もとれてイチオシです。

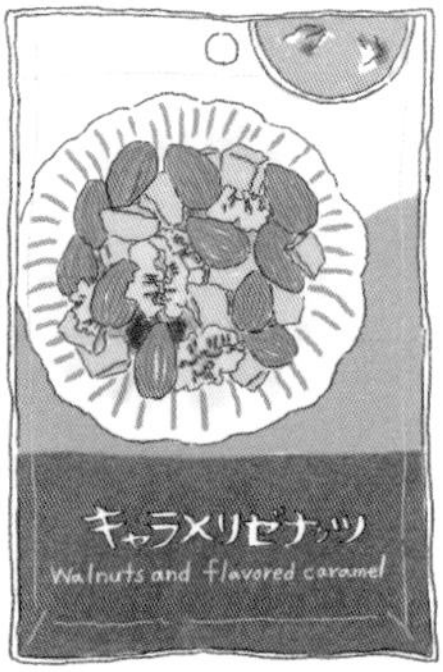

茎わかめ

カロリー・糖質低めのおやつ。しっかり味でシャキシャキと噛みごたえもあるため、“食べた感”が強く感じられるのがいいところ。

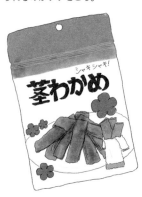

COLUMN 03

外メシ欲も上手に満たす！

ダイエット中でもOKな美人の外食

ハイカロリーなイメージで、ダイエット中は敬遠しがちな外食ですが、メニューの選び方を知っておけばお店で食べてもOKです。

お店やメニュー選びのポイント

- ✓ 迷ったら、和食系を選べば間違いなし（定食・お寿司・そばなど）
- ✓ 小盛りメニューやヘルシーメニューは積極的に活用
- ✓ 居酒屋では、サラダや刺身、肉料理、魚料理などをメインに考える
- ✓ 外食の中華・イタリアンは脂質高めなので、メニュー選びに要注意

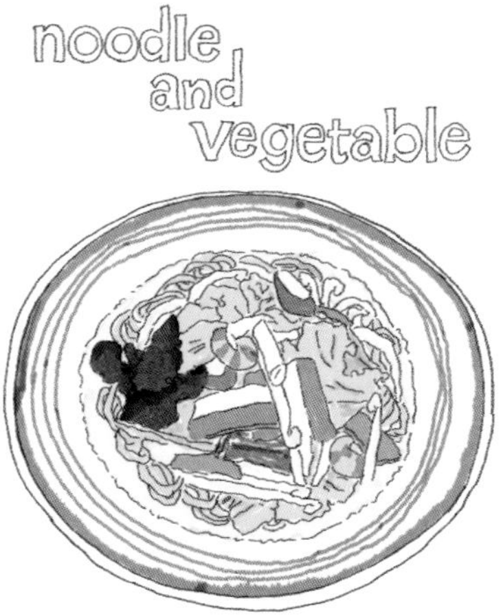
noodle
and
vegetable

長崎ちゃんぽん リンガーハット の

長崎ちゃんぽん（麺少なめ）

お店ラーメンを食べたくなったら、長崎ちゃんぽんを。めんの量を選べるのでカロリーオーバーの心配はなし。野菜もたっぷりとれます。

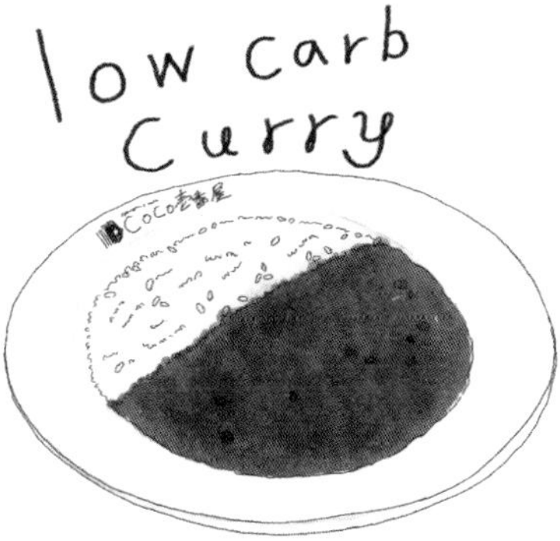
low carb
Curry
CoCo壱番屋

カレーハウスCoCo壱番屋 の

低糖質カレー

お米の代わりにカリフラワーを使用したカレー。普通のポークカレーと比べてなんと糖質1/5。カロリーも268kcalと嬉しい数字です。

魚の定食メニューが充実♡

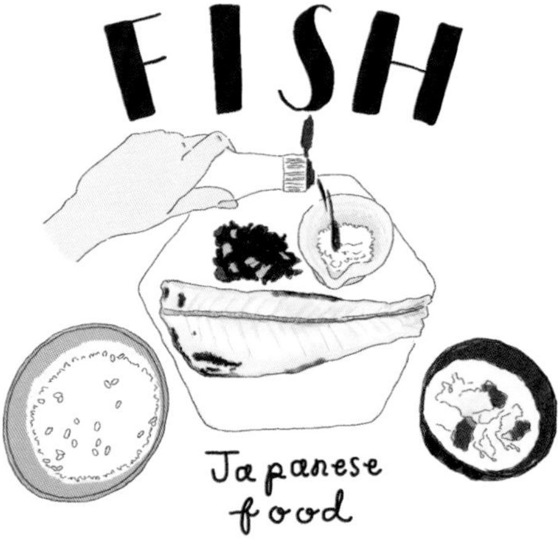
FISH
Japanese food

大戸屋の

しまほっけの炭火焼き定食

ボリューミーでふっくら食感のほっけが絶品。タンパク質をたっぷり48.3gもとれるメニューです。ごはんは五穀ご飯をチョイス。

大戸屋の

沖目鯛の醤油こうじ漬け炭火焼き定食

しょうゆ麹に漬け込んでこんがり焼いた沖目鯛で、ごはんがすすんじゃいます。カロリー低めだけどほどよい脂ののり具合でうまい！

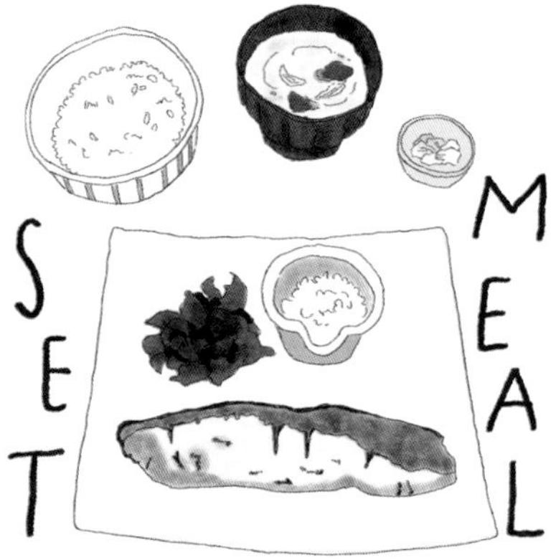
SET
MEAL

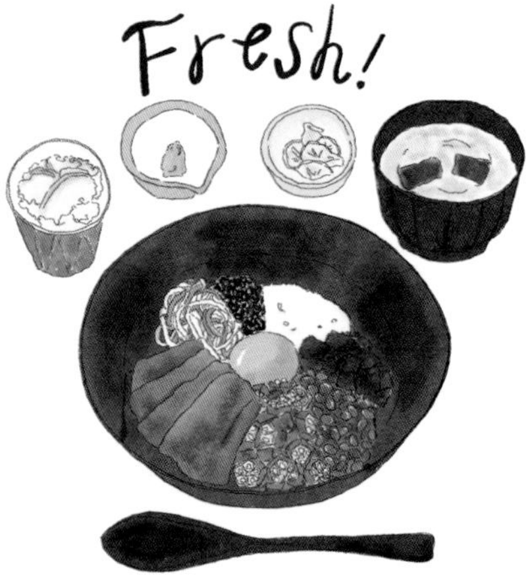
Fresh!

大戸屋の

大戸屋ばくだん丼定食

まぐろにねばねば食材をてんこもりにした、具材たっぷり丼（卵も嬉しい♡）。脂質・カロリー低めなのに、満足感ハンパないです。

サイドメニューが優秀すぎる

サイゼリヤの
田舎風 ミネストローネ

何種類もの野菜がくたくたに煮込まれたやさしい味わい。豆類が入っていて食べごたえも◎。脂質が少なめなので罪悪感なく食べられます。

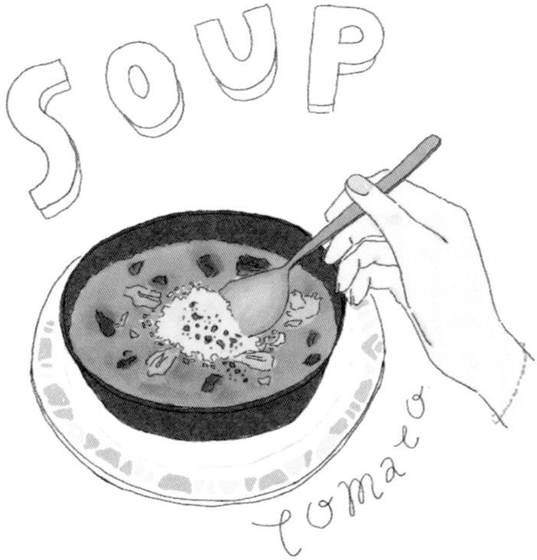

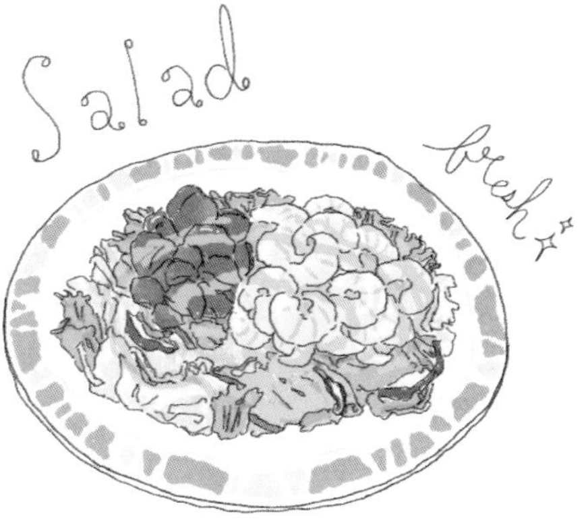

サイゼリヤの
小エビのサラダ

ヘルシーメニューのサラダの中でも特におすすめ(えびは高タンパク食材!)。おいしすぎるサイゼリヤドレッシングはかけすぎ注意。

サイゼリヤの
辛味チキン

おなかを満たしたいならこのメニューを。ほどよい辛さに、鶏肉がジューシー&とってもやわらか! 4本で300円とコスパも優等生です。

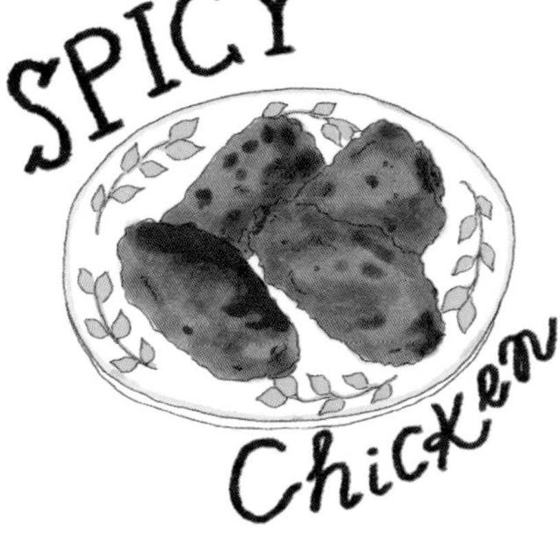

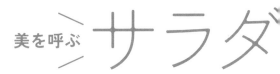

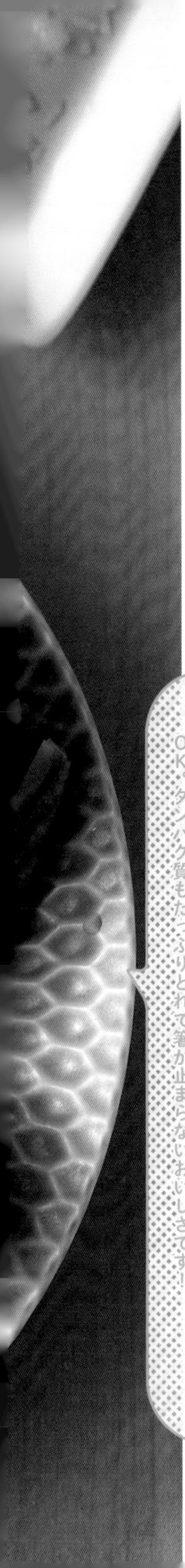

美を呼ぶ サラダ

きれい化促進 サムギョプサル風 サラダ

#腹もちよし #背徳感MAX #ワンパン完結

サラダだとおなかいっぱいにならないんだよな～って人はぜひ作ってみてほしい。主役級の満腹サラダです。サラダ菜がなければレタスやサンチュでもOK。タンパク質もたっぷりとれて箸が止まらないおいしさです！

材料（1人分）

豚ロース薄切り肉	6枚（約100g）
サラダ菜	6枚
きゅうり	1/2本
トマト	1/4個
キムチ	50g
米油	少々
A 鶏ガラスープの素、おろしにんにく	各小さじ1/4
A ごま油	小さじ2
A 塩	ふたつまみ

作り方

1. きゅうりは細切りにし、トマトは1㎝幅のくし形に切る。
2. フライパンに米油を入れて中火で熱し、豚肉を焼き色がつくまで焼く。
3. 器に②、残りの具材を盛る。混ぜ合わせたAをつけながらいただく。

こんがりお肉の破壊力に泣ける…満腹必至の最強サラダ

エネルギー 377kcal

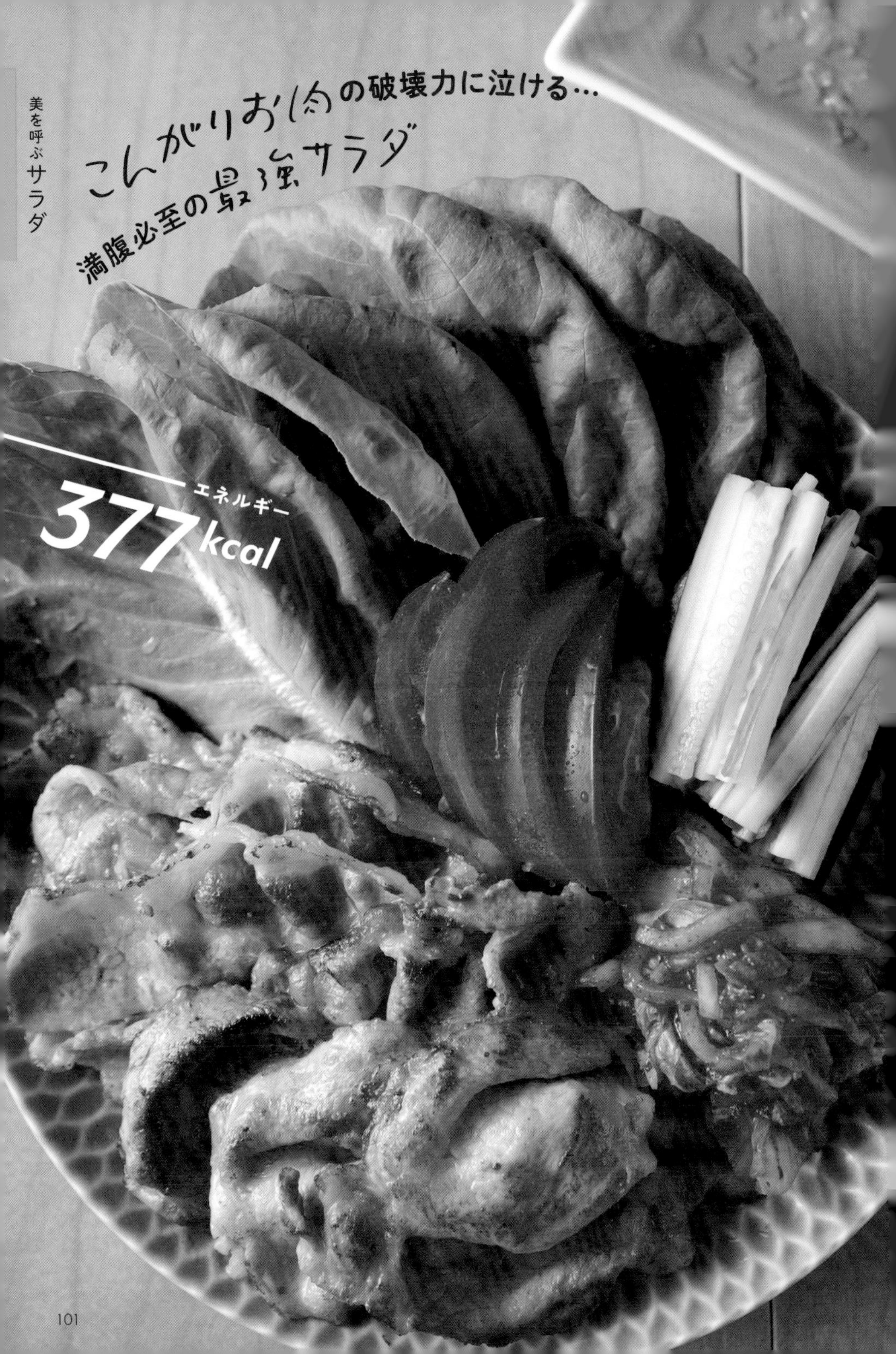

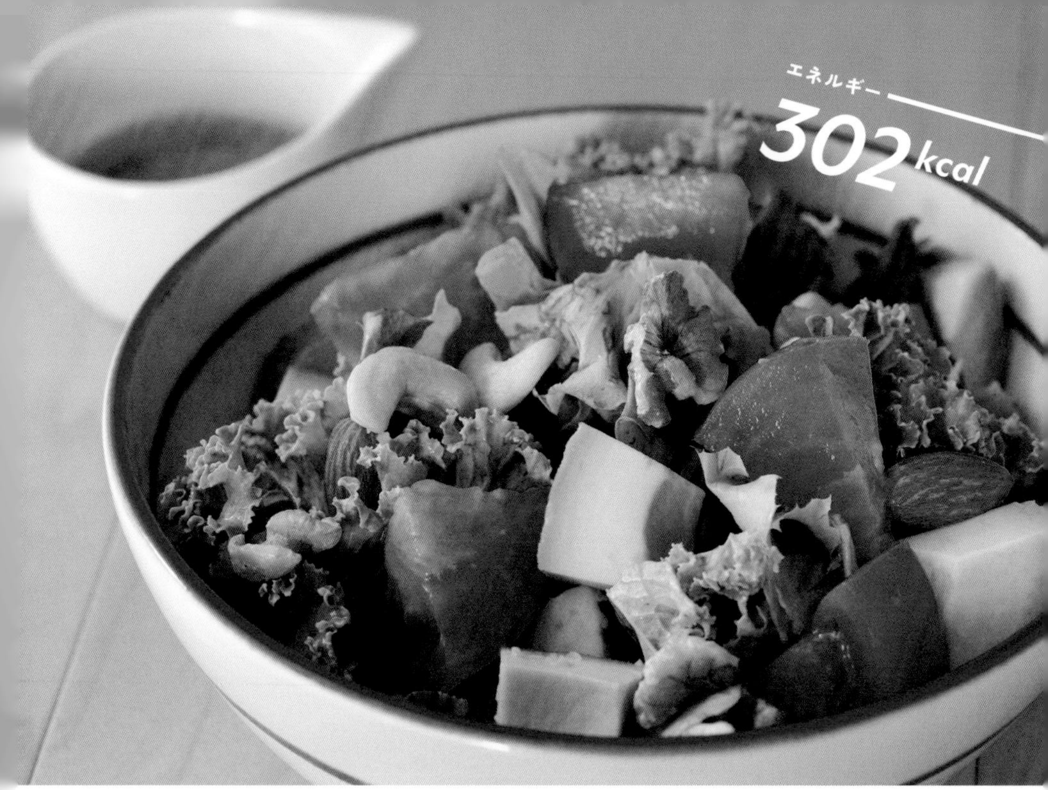

美容爆弾サラダ

夜食にGO　# 加熱いらず

材料（1人分）

	レタス	**1枚（30g）**
	ケール	**1枚（20g）**
	アボカド	**1/2個**
	トマト	**1/2個**
	ミックスナッツ	**15g**
A	オリーブオイル	**大さじ1**
A	レモン汁	**小さじ1**
A	塩、こしょう、おろしにんにく	**各少々**

作り方

1. レタスとケールは食べやすい大きさにちぎり、冷水に放ってパリッとしたら水気をしっかりきる。トマトとアボカドはひと口大に切る。
2. 器に①を盛ってナッツを散らし、混ぜ合わせたAを回しかける。

ビタミンCと良質な脂質がとれる美容＆ダイエット向きのオシャレサラダ。
サラダチキンも入れればさらに満腹を狙えておすすめです。

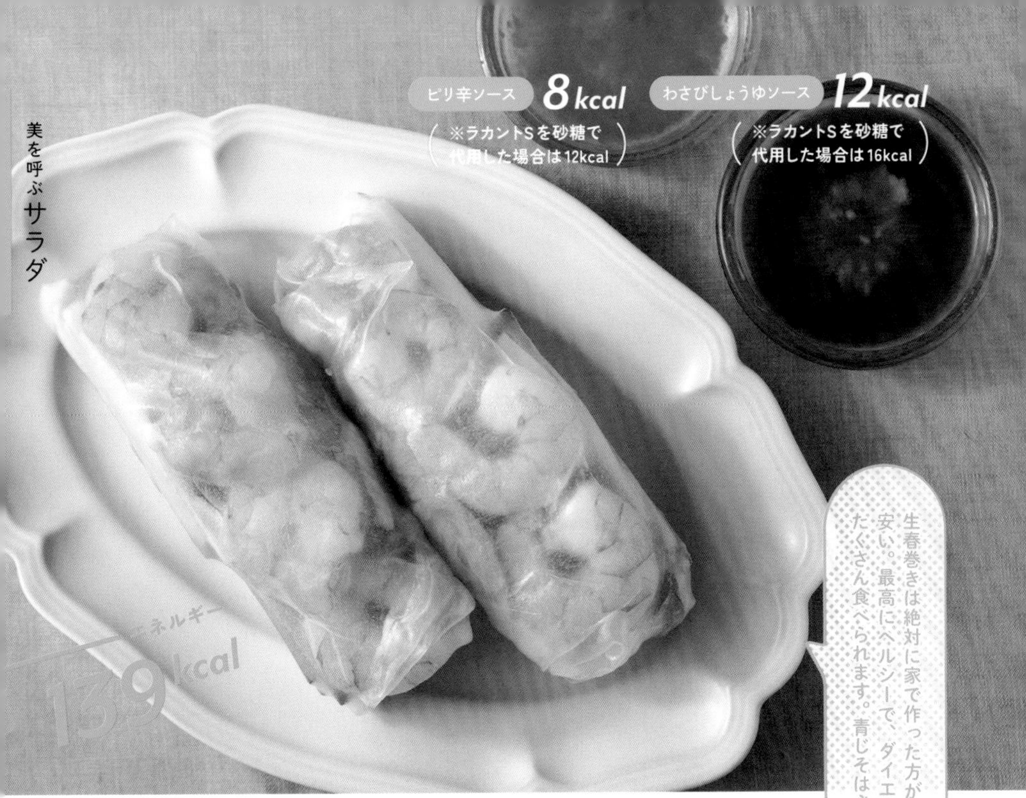

ピリ辛ソース 8kcal
（※ラカントSを砂糖で代用した場合は12kcal）

わさびしょうゆソース 12kcal
（※ラカントSを砂糖で代用した場合は16kcal）

エネルギー 139kcal

生春巻きは絶対に家で作った方がおいしい＆安い。最高にヘルシーで、ダイエット中でもたくさん食べられます。青じそは必須！

もち＆シャキ生春巻き

#腹もちよし　#夜食にGO　#加熱いらず

材料（1人分）

ライスペーパー	2枚
ゆでむきえび	8尾（70g）
レタス	2枚（60g）
きゅうり	1/2本弱
青じそ	4枚

ピリ辛ソース

酢	大さじ1
おろしにんにく（チューブ）	1㎝
豆板醤、ラカントS	各小さじ1/4

わさびしょうゆソース

しょうゆ	大さじ1/2
練りわさび（チューブ）	1㎝
ラカントS	小さじ1/4

作り方

1. レタスは太めのせん切りに、きゅうりは細切りにする。
2. ライスペーパーを水にくぐらせてまな板の上に広げ、青じそ、えび、レタス、きゅうりを順にのせて巻く。
3. ソースはそれぞれ、すべての材料を混ぜ合わせる。

脂肪燃焼スープ

#夜食にGO #ぶっこみ系

材料（作りやすい分量）

キャベツ		1/2玉
玉ねぎ		2個
にんじん		1本
セロリ		1本
トマト		2個
水		5カップ
A	顆粒コンソメ	大さじ1と1/2
A	カレー粉	小さじ2
A	塩	小さじ1

作り方

野菜はすべて1cm角に切って小鍋に入れる。水とAを加えて強火で加熱し、煮立ったらふたをして弱火で20分煮込む。

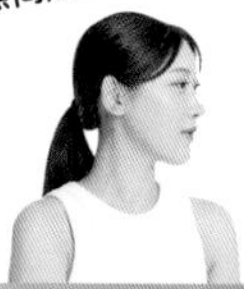

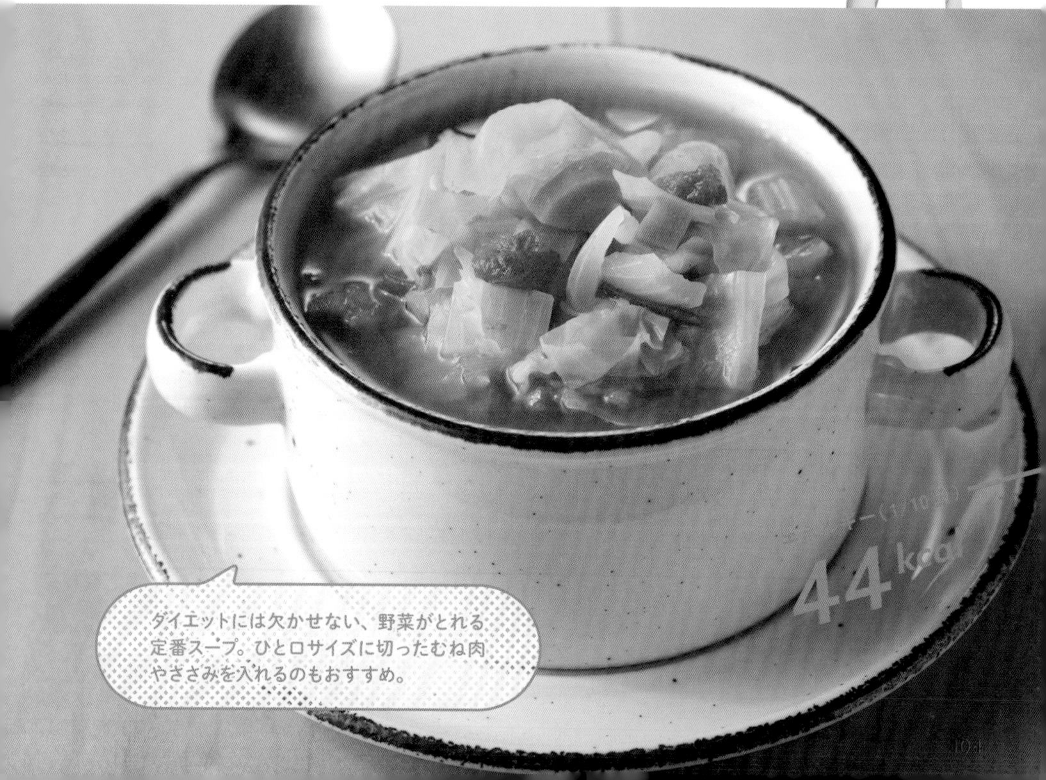

ダイエットには欠かせない、野菜がとれる定番スープ。ひと口サイズに切ったむね肉やささみを入れるのもおすすめ。

カルボナーラ風豆乳スープ

＃背徳感MAX ＃夜食にGO ＃ぶっこみ系 ＃レンチンonly

材料（1人分）

- スライスベーコン …… 1/2枚
- 絹ごし豆腐 …… 1/2丁（75g）
- ゆでほうれん草 …… 10g
- 調製豆乳 …… 180㎖
- 顆粒コンソメ …… 小さじ1/2
- 卵 …… 1個
- 塩、粗びき黒こしょう …… 各少々

作り方

1. ベーコンは1.5㎝角に、豆腐は食べやすい大きさに切る。
2. 耐熱容器に①、ほうれん草、豆乳、コンソメを入れ、電子レンジで1分30秒加熱する。
3. ひと混ぜしてから卵を落とし、爪楊枝で黄身を数か所刺す。再び電子レンジで1分加熱し、塩、粗びき黒こしょうをふる。

濃厚クリーミーでシチューより簡単＆食べやすい！ とろとろの半熟卵とスープがからんでたまらないおいしさです。美肌に導く大豆パワーもGET。

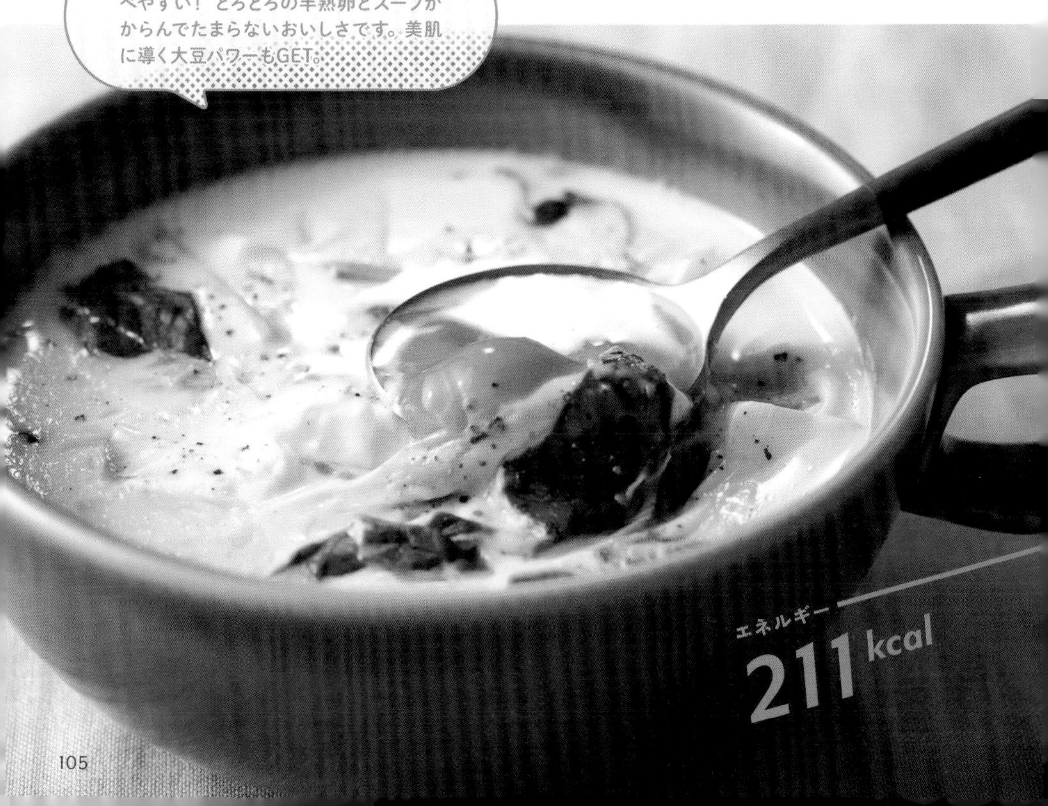

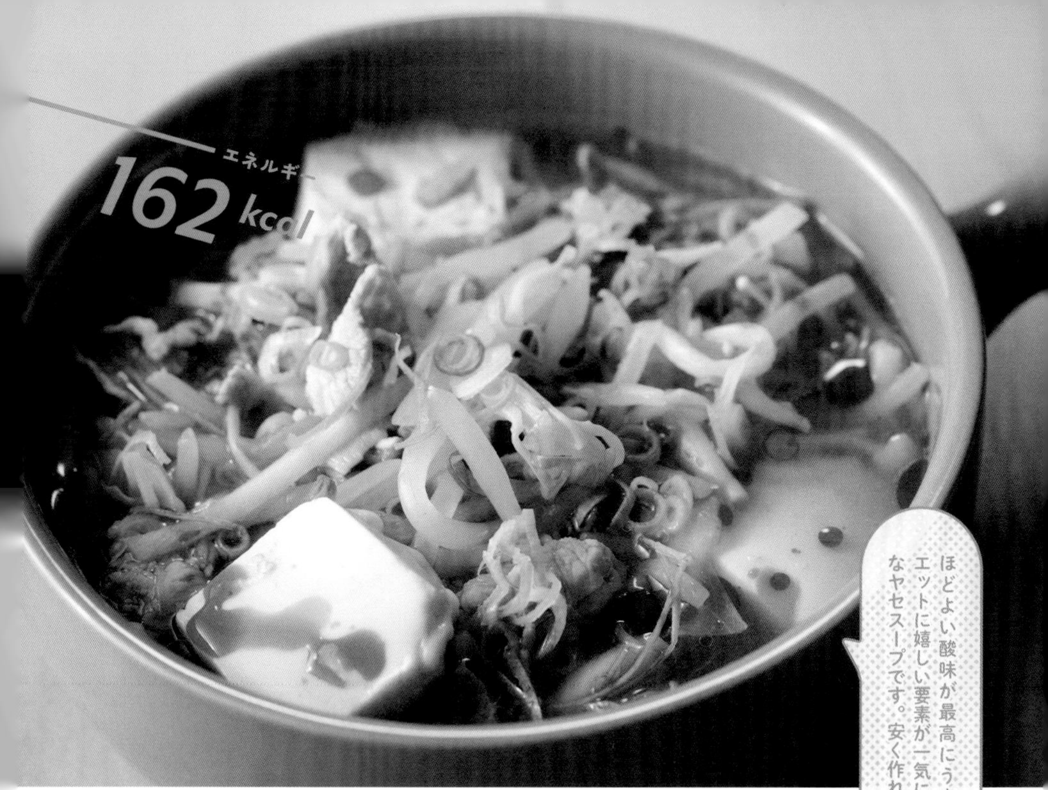

エネルギー
162kcal

ほどよい酸味が最高にうまい！ ダイエットに嬉しい要素が一気にとれる完全なヤセスープです。安く作れるのも◎。

太らぬサンラータンクッパ

＃腹もちよし　＃夜食にGO　＃ぶっこみ系

材料（1人分）

豚ももこま切れ肉	50g
ミックス野菜（市販）	1袋
絹ごし豆腐	1/2丁（75g）
えのきたけ	30g
たけのこ（水煮・細切り）	30g
水	1カップ
鶏ガラスープの素	小さじ2
A 酢	大さじ1
A しょうゆ	小さじ2
（あれば）小ねぎの小口切り	適量
粗びき黒こしょう、ラー油	各少々

作り方

1. ミックス野菜は小さめに、豚肉と豆腐はひと口大に、えのきたけは3㎝長さに切る。
2. 小鍋に水、鶏ガラスープの素、ミックス野菜を入れて中火で加熱し、煮立ったら豚肉、えのきたけ、たけのこを加えてひと煮する。肉に火が通ったら豆腐を加えて煮て、Aを加えて火を止める。
3. 器に盛って小ねぎを散らし、粗びき黒こしょうとラー油をふる。

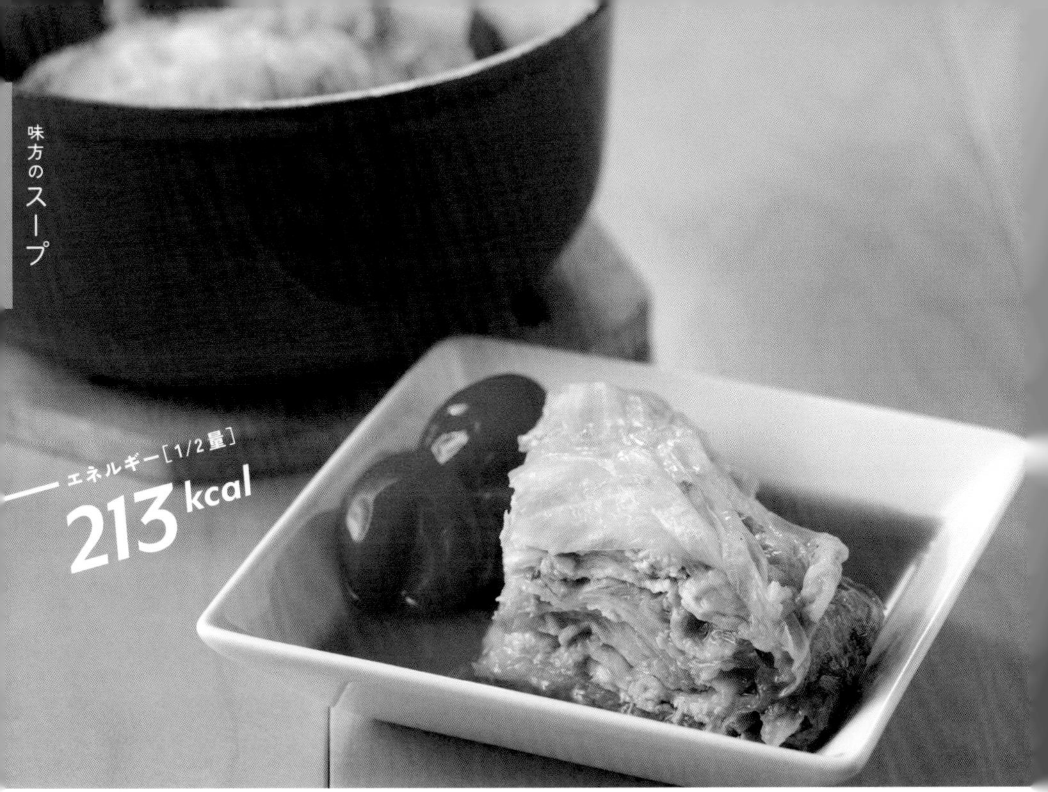

エネルギー［1/2量］
213 kcal

豚レタスミルフィーユスープ

腹もちよし　# 夜食にGO　# ぶっこみ系

材料（2人分）

豚ロース薄切り肉	230g
レタス	1/2玉（250g）
ミニトマト	6個
ごま油	小さじ1
A 鶏ガラスープの素、しょうゆ、水	各小さじ1
A おろししょうが、おろしにんにく	各小さじ1/4
（好みで）ポン酢しょうゆ	適量

作り方

1. レタスは大きめにちぎる。
2. 小鍋にごま油を入れて広げ、レタス、豚肉を順に層状に重ね、空いたところにミニトマトを加える。
3. 混ぜ合わせたAを回しかけ、ふたをして弱めの中火で加熱し、豚肉に火が通るまで蒸し煮にする。器に盛り、ポン酢しょうゆをかける。

レタスはサラダだけじゃない！ スープにすると大量のレタスが一瞬でなくなります。食物繊維をとりたいならコレ！

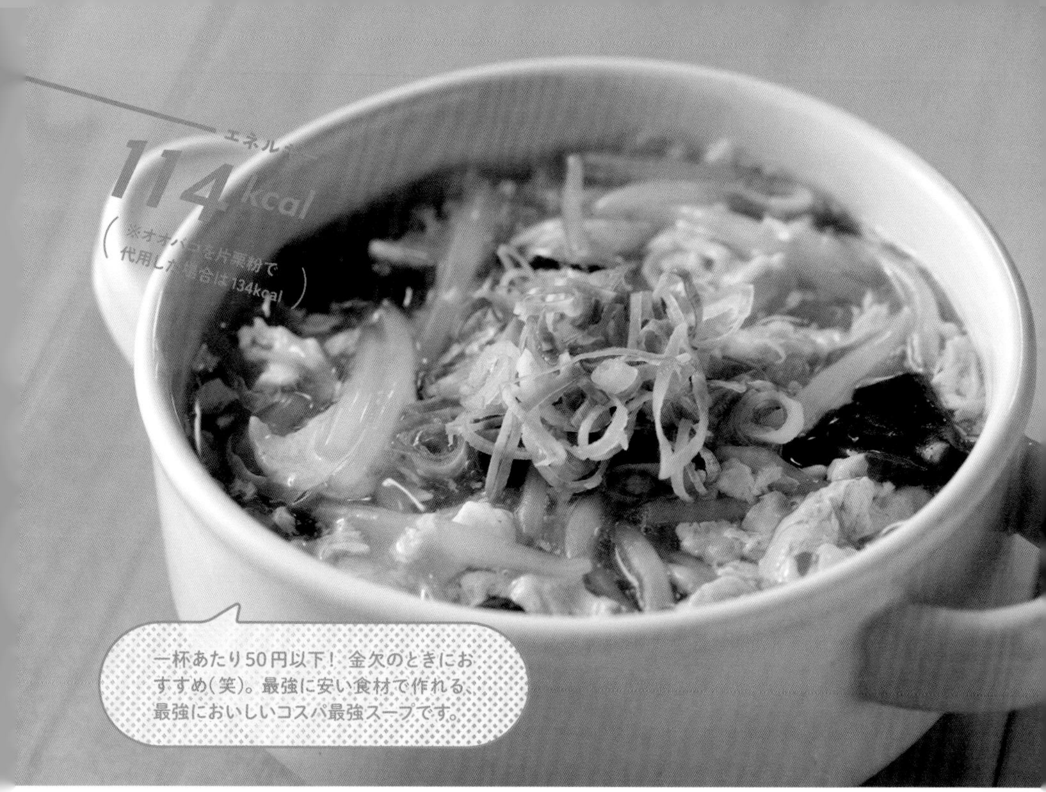
114kcal
（※オオバコを片栗粉で代用した場合は134kcal）
一杯あたり50円以下！ 金欠のときにおすすめ(笑)。最強に安い食材で作れる、最強においしいコスパ最強スープです。

最強節約！ 50円スープ

#夜食にGO #ぶっこみ系

材料（1人分）

もやし	1/2袋
乾燥わかめ	1g
卵	1個
水	1カップ
A 鶏ガラスープの素	小さじ1
A しょうゆ	小さじ1/2
A 塩、こしょう	各少々
オオバコ	小さじ1/4
ごま油	小さじ1/2
(あれば) 小ねぎの小口切り	適量

作り方

1. 小鍋にもやし、わかめ、水を入れて中火で加熱し、煮立ったら弱火にしてAで調味する。
2. オオバコを加えてとろみをつけ、溶いた卵を流し入れてゆっくり混ぜ、火を止めてごま油を回しかける。器に盛って小ねぎを添える。

※オオバコを片栗粉で代用する場合は、片栗粉小さじ2を同量の水で溶いてから加える。

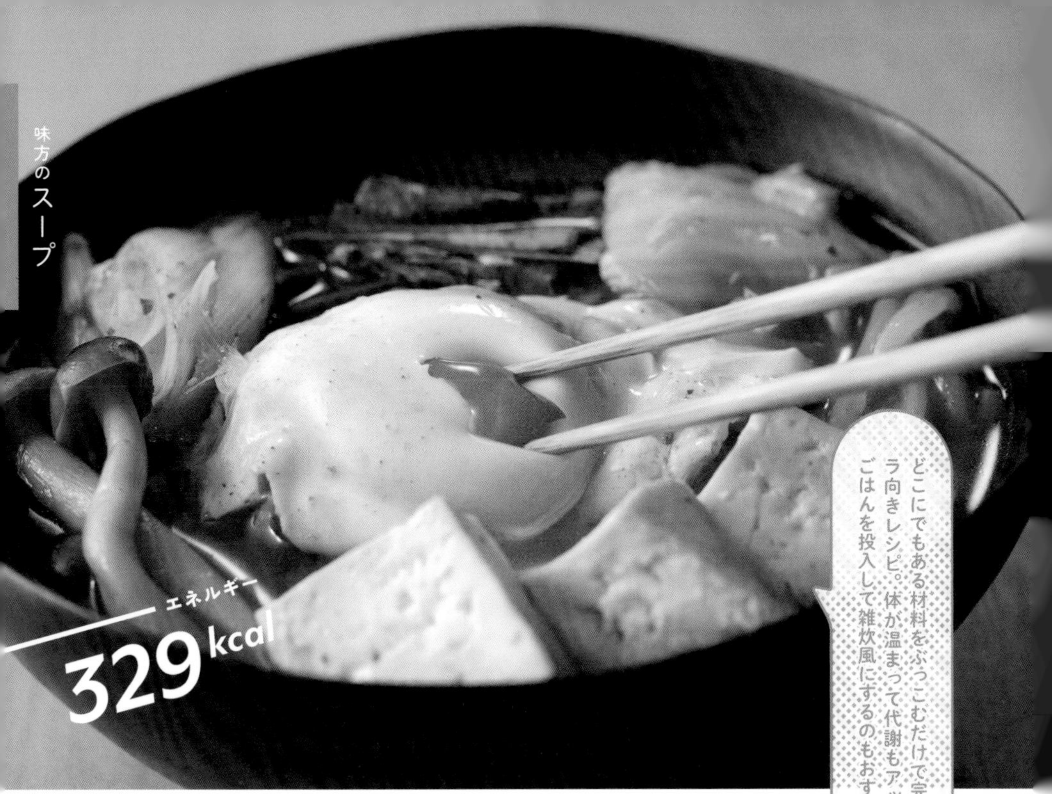

エネルギー
329kcal

どこにでもある材料をぶっこむだけで完成するズボラ向きレシピ。体が温まって代謝もアップしそう。ごはんを投入して雑炊風にするのもおすすめです。

超満腹キムチチゲ

#腹もちよし　#背徳感MAX　#ぶっこみ系

材料（1人分）

	ミックス野菜（市販）	1袋
	長ねぎ	1/3本
	にら	1/2束
	しめじ	1パック
	キムチ	60g
	木綿豆腐	小1丁（150g）
	卵	1個
	水	1カップ
A	しょうゆ	小さじ2
A	鶏ガラスープの素	小さじ1
A	おろしにんにく、豆板醤	各小さじ1/2
A	塩、こしょう	各少々
	ごま油	小さじ1

作り方

1. 長ねぎは1cm幅の斜め切りにし、にらは3cm幅に切り、しめじは小房に分け、豆腐は食べやすい大きさに切る。
2. 小鍋にミックス野菜、長ねぎ、しめじ、キムチ、豆腐、水を入れて中火で加熱し、煮立ったらAで調味する。卵を割り落としてにらをのせ、ふたをして1分煮る。火を止めてごま油を回しかける。

糖質&脂質限界チーズケーキ

#背徳感MAX

材料（直径13㎝の丸形1台分）

カッテージチーズ	200g
ラカントS	20〜30g
卵	1個
レモン汁	大さじ1
（あれば）バニラエッセンス	少々

作り方

1. ボウルにすべての材料を入れ、なめらかになるまで混ぜ合わせる。
2. 耐熱容器にクッキングシートを敷き、①を流し入れる。180℃に予熱したオーブンで40分焼き、冷めたら冷蔵庫に入れて冷やす。

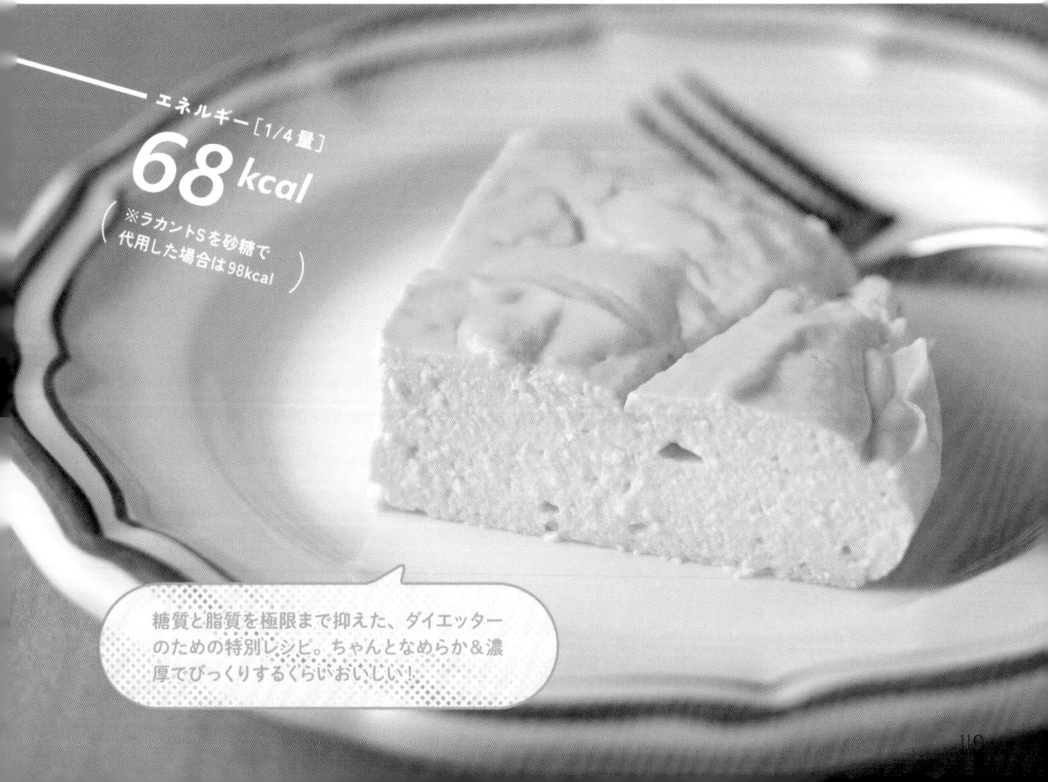

エネルギー［1/4量］
68kcal
（※ラカントSを砂糖で代用した場合は98kcal）

糖質と脂質を極限まで抑えた、ダイエッターのための特別レシピ。ちゃんとなめらか&濃厚でびっくりするくらいおいしい！

ふんわりおから蒸しパン（プレーン味）

#腹もちよし #背徳感MAX #レンチンonly

材料（底径5㎝のマフィン型1個分）

A
- おからパウダー …… 10g
- オオバコ、ベーキングパウダー …… 各2g
- ラカントS …… 小さじ2

水 …… 40mℓ

作り方

1. ボウルにAを入れて混ぜる。水を加え、ゴムべらで粉気がなくなるまで練るように混ぜ、生地をひとつに丸める。
2. シリコンのマフィンカップに①を流し入れ、電子レンジで1分30秒加熱する。

ココア味 ①でココアパウダー2gを加えて混ぜ、あとは同様にする。

枝豆チーズ味 ①でむき枝豆10gとプロセスチーズの角切り13gを加えて混ぜ、あとは同様にする。

シナモン味 ①の生地を2等分にし、片方にシナモン1gを加えて混ぜる。それぞれ棒状にし、2本をねじるようにしてまとめ、あとは同様にする。

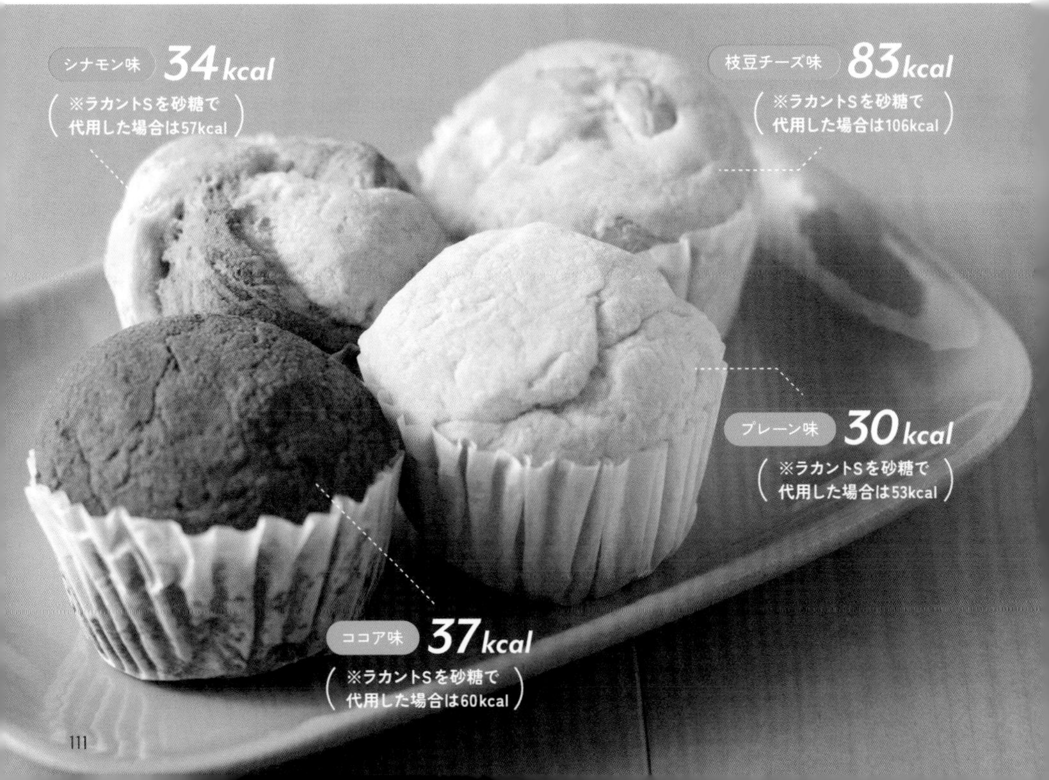
シナモン味 34kcal
（※ラカントSを砂糖で代用した場合は57kcal）
枝豆チーズ味 83kcal
（※ラカントSを砂糖で代用した場合は106kcal）
プレーン味 30kcal
（※ラカントSを砂糖で代用した場合は53kcal）
ココア味 37kcal
（※ラカントSを砂糖で代用した場合は60kcal）

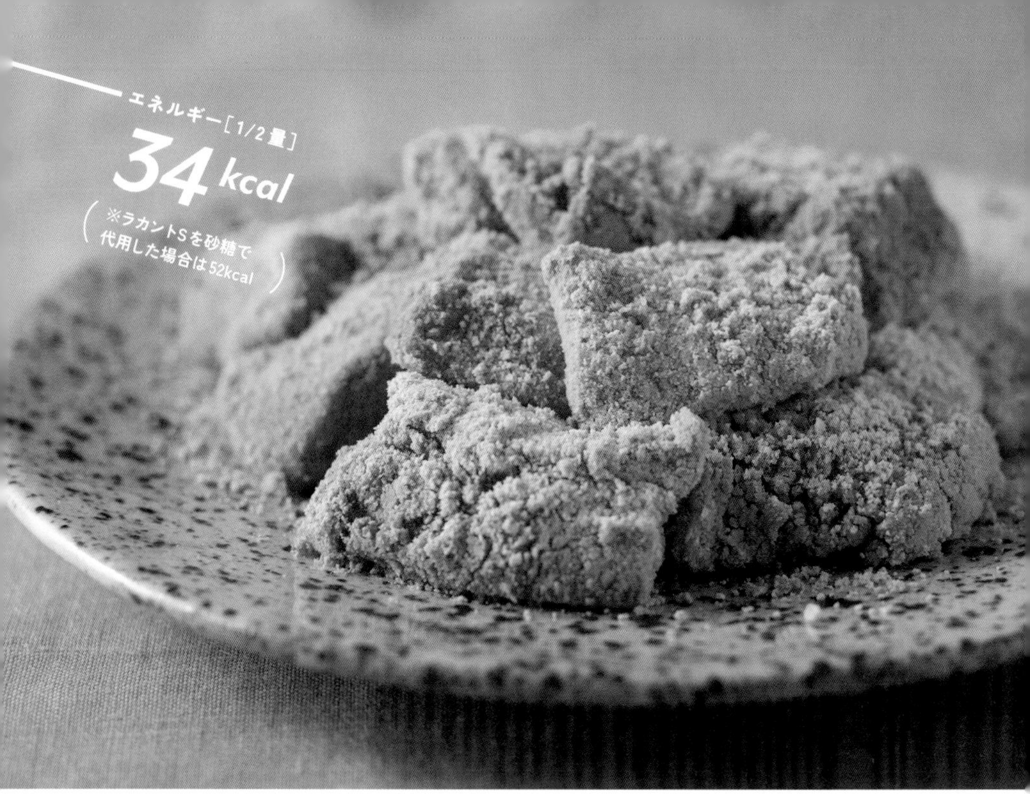
エネルギー［1/2量］
34kcal
（※ラカントSを砂糖で代用した場合は52kcal）

ほぼ水!? ぷるぷるわらび餅

背徳感MAX　# レンチンonly

材料（2人分）

A	オオバコ	5g
A	ラカントS	大さじ1
A	水	150㎖
	きな粉	大さじ2

作り方

1. 大きめの耐熱容器にAを入れてよく混ぜ、電子レンジで2分30秒加熱する。
2. 粗熱が取れたら冷蔵庫に入れて冷やす。食べる直前に食べやすい大きさに切り、全体にきな粉をまぶす。

しっかり甘くて本格的♡

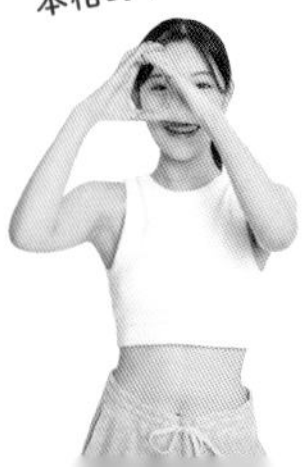

意外と高カロリーなわらび餅ですが、これはなんと34kcal！普通のわらび餅とまったく変わらないぷるぷる感で、これを食べたらもう普通のものには戻れません。

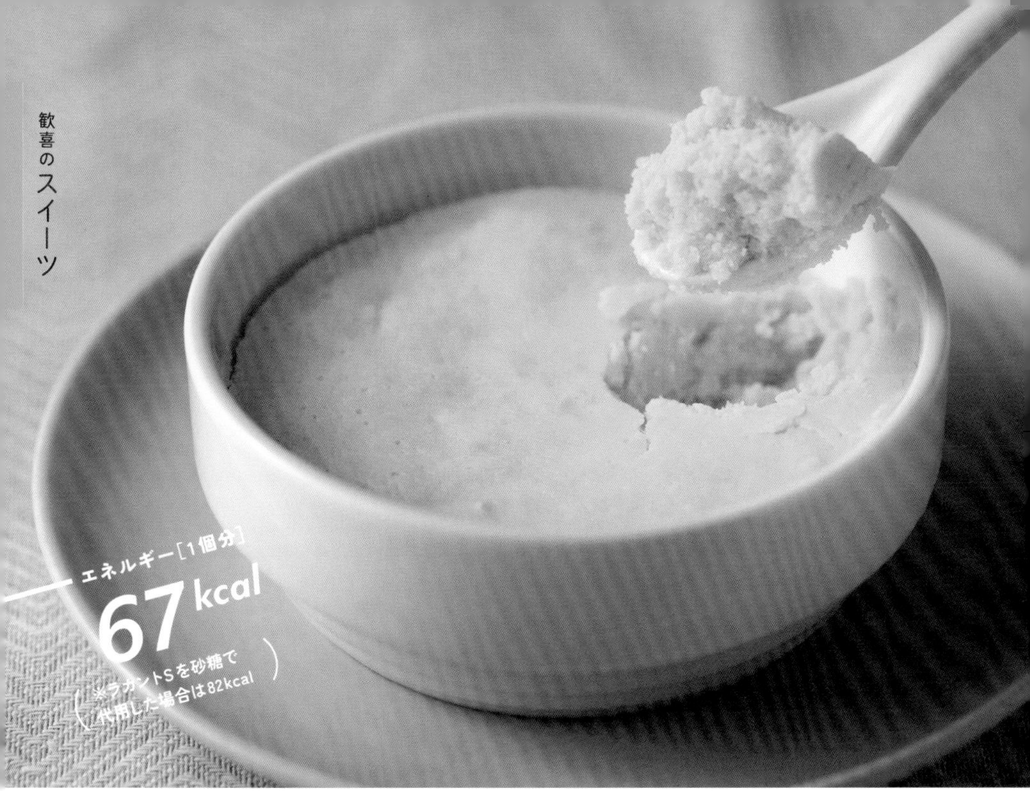
エネルギー[1個分]
67kcal
（※ラカントSを砂糖で代用した場合は82kcal）

ねっとり濃厚さつまいもチーズケーキ風

腹もちよし　# 背徳感MAX　# レンチンonly

材料（直径9㎝のココット皿4個分）

さつまいも	100g
オイコス（プレーン・砂糖不使用）	1個
卵	1個
ラカントS	15g

さつまいもとオイコス、卵を使って衝撃的においしいデザートができるんです。天才的すぎる。さつまいもで、食物繊維もちゃっかりチャージ。

作り方

1. さつまいもは皮をむき、1分ほど水にさらして水気をきる。耐熱容器に入れ、ラップをして電子レンジで3分加熱する。
2. ボウルに①を入れてペースト状につぶす。溶いた卵と残りの材料を加えて混ぜ、ココット皿に流し入れる。電子レンジで1個ずつ各1分加熱し、粗熱が取れたら冷蔵庫で冷やす。

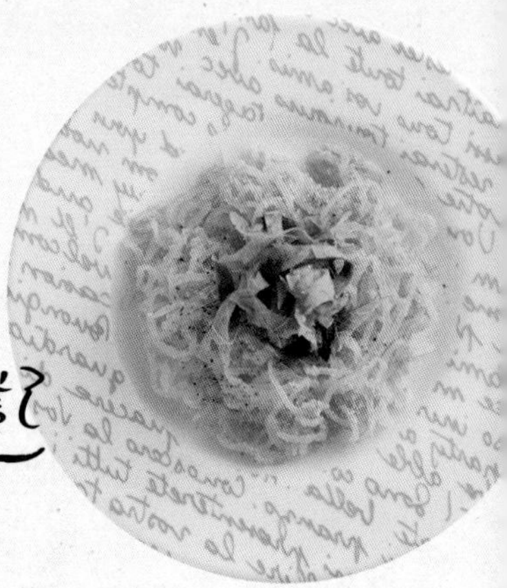

ダイエット奮闘記

その① 食事編

これまで、数々のダイエット方法を試してきた私。一時期は、厳密なカロリー計算生活をしていました。食べたもの、飲んだもの、使った調味料分までとにかく細かく計算するというもの。数字を見て「今日はあと●kcal食べられるな」と考える毎日……数字に捉われすぎていましたね。段々と追い詰められていってようやく、「この方法が一生続くわけない」と気づいたんです。

　糖質制限をしたこともあります。このときは常におなかがすいていました。ある日、たまたま忙しくて食事をとれなかったとき、頭が真っ白になって冷や汗がとまらず、倒れそうになったんです。重度の低血糖の一歩手前でした。なんとか回復できましたが、そのときのことがトラウマになり、極端な糖質制限はその後一切やめました。

　そのほかにも色々と試しましたが、結局「しっかり食べる」という当たり前の方法にたどり着くことに。それが一番、心も体も安定して続けられるということを、みなさんにも知ってほしいです。

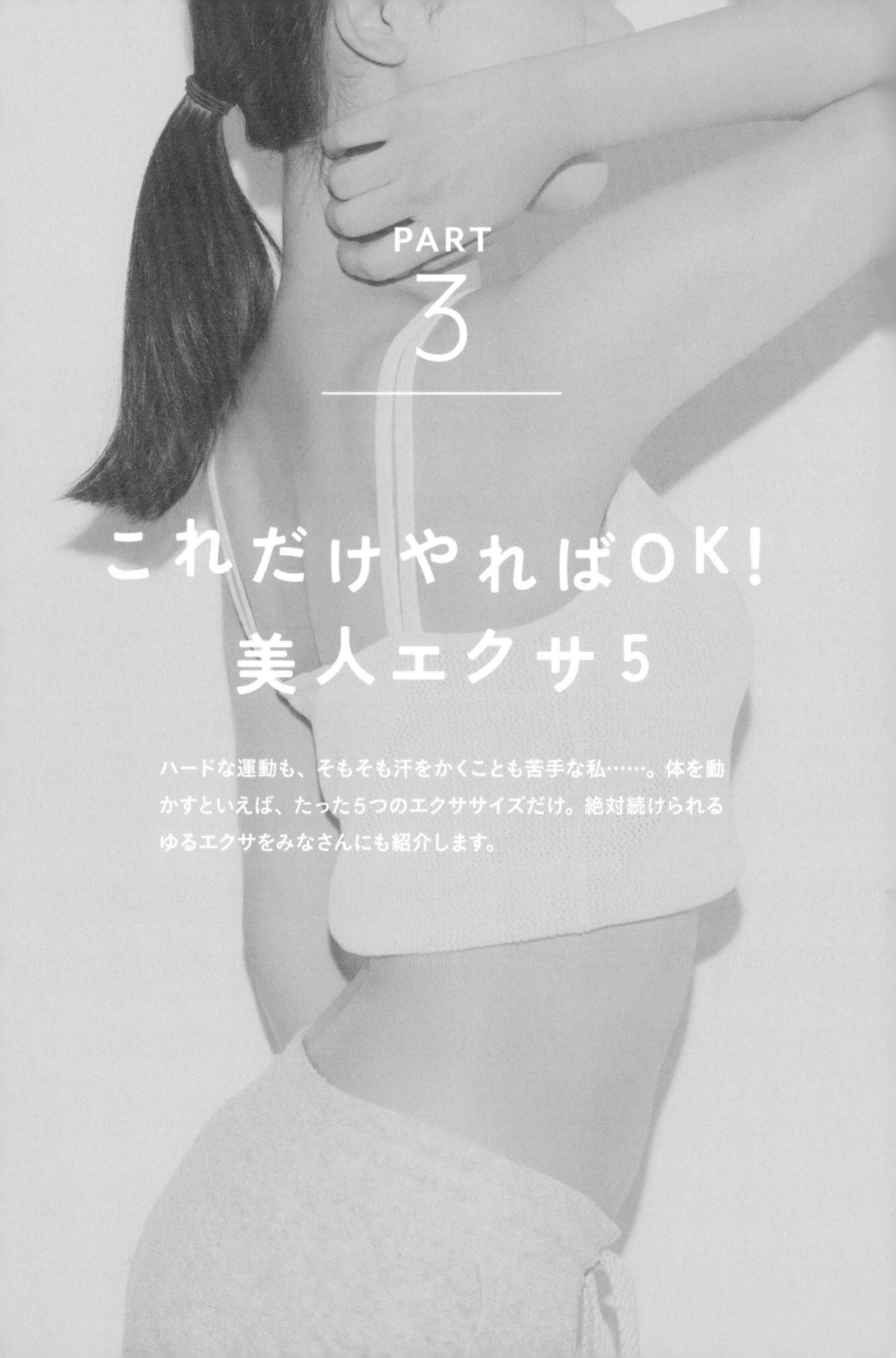

PART 3

これだけやればOK!
美人エクサ5

ハードな運動も、そもそも汗をかくことも苦手な私……。体を動かすといえば、たった5つのエクササイズだけ。絶対続けられるゆるエクサをみなさんにも紹介します。

50個以上試しまくった結果たどり着いた

寝たまま美人
7秒エクサなら、

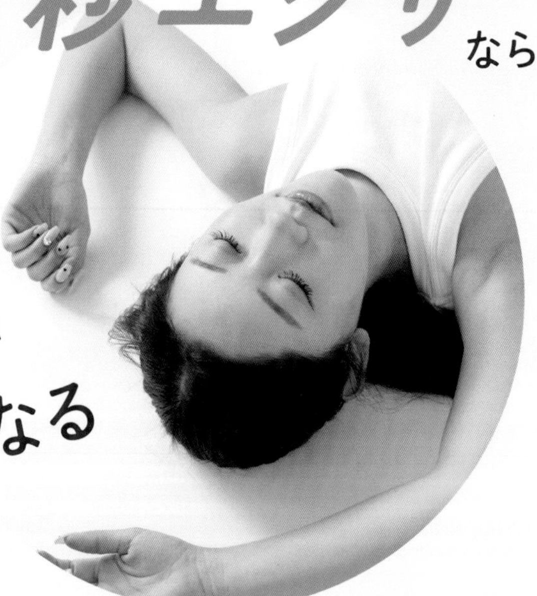

ガチで
細くなる

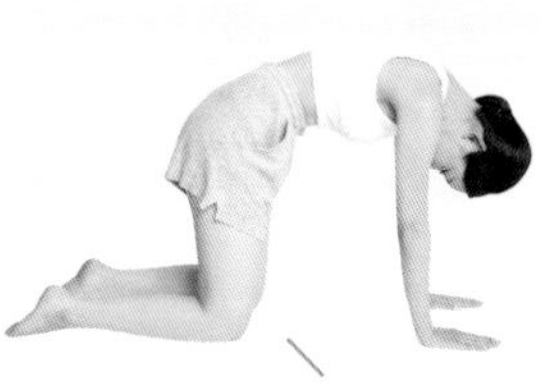

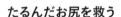

たるんだお尻を救う

ひざ閉じヒップリフト

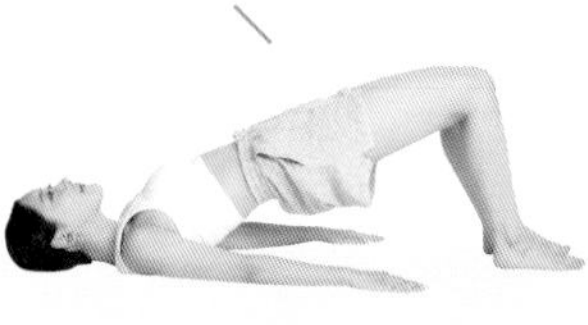

下っ腹＆反り腰撲滅

よつんばいエクサ

この5つ
だけでOK

ベッドの上で完結

ストレッチの種類が変わるごとに座ったり立ったり、体勢を変えるのって面倒ですよね。紹介する5つのストレッチはぜーんぶベッドの上でできちゃいます！

なんも見なくていい

これまで、いちいちスマホで調べていたあなた。今回紹介するストレッチは5つ、全部7秒＆7回と覚えやすいシンプルさなので、自分の頭で覚えられます。

全部やってもたった5分

シンプルな動きなので、合計5分もかかりません。夜寝る前や朝起きたときなど、横になっているついでにちょこっとやるだけで充分なのです。

キープ時間はall 7 秒

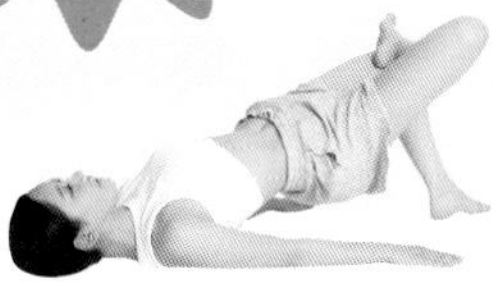

片足のせヒップリフト（左）

さらなる美脚＆美尻が叶う

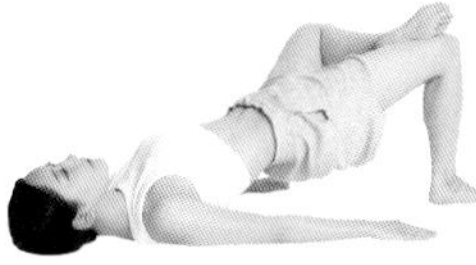

片足のせヒップリフト（右）

ほっそり太ももが爆誕

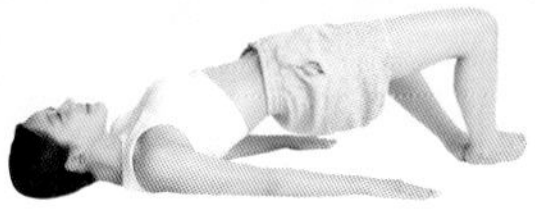

ひざ開きヒップリフト

横になったまま流れでできる

1

下っ腹＆反り腰撲滅

よつんばいエクサ

背中を丸めてのばす動きを繰り返すことで、下半身太りの
原因とも言われる“反り腰”の解消に。呼吸を意識することで
気になるポッコリおなかにもビシビシ効いていきます。

＼ STARTの姿勢 ／

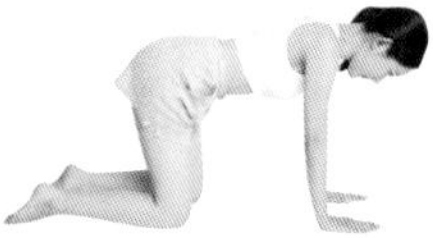

両手と両ひざを床について
肩幅に開き、よつんばいにな
る。息をゆっくりと吸う。

背中は、
上から引き上げられる
イメージで丸めて

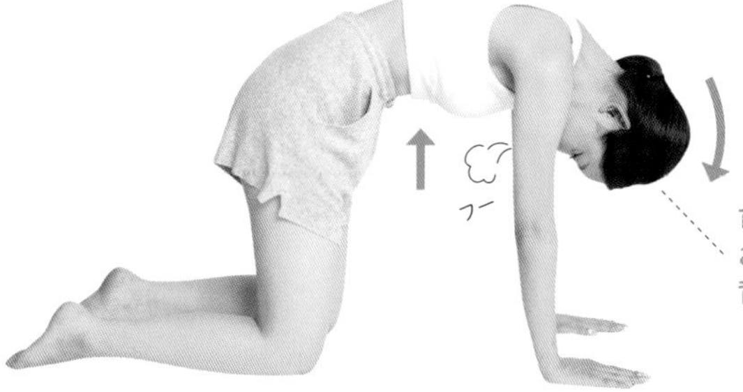

首の力を抜いて
おへそを見ると、
背中を丸めやすい

7秒 keep

STEP 1　息をゆっくりと吐きながら背中を丸め、7秒キープ。

背中を気持ちいいくらいの
ところまでそらし、
しっかりのばして

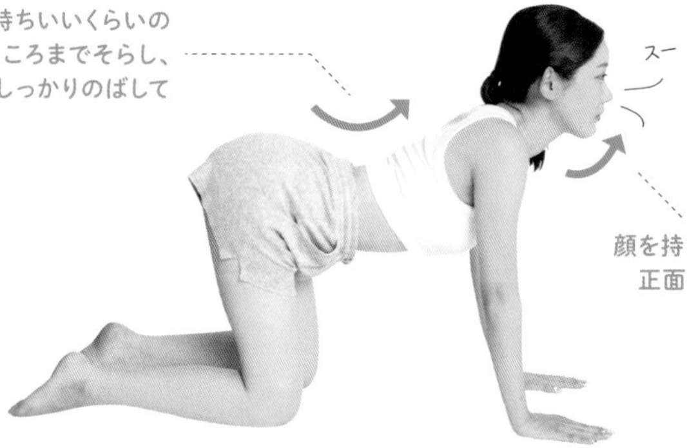

顔を持ち上げて
正面を見る

7秒 keep

STEP 2　ゆっくり息を吸いながら、
ゆっくり背中をそらせて7秒キープ。

これを7回やる！

2 たるんだお尻を救う

ひざ閉じヒップリフト

重力に負けてたるんだお尻をキュッと引き上げるエクササイズ。
次ページ以降のストレッチの基本となる動きです。
このストレッチも、呼吸を意識するのがとても大切。

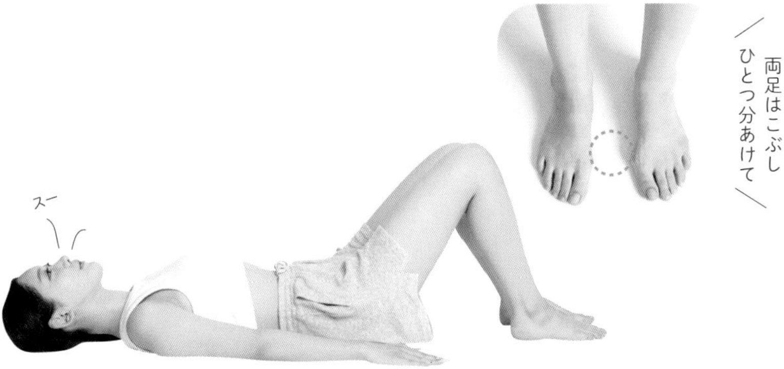
両足はこぶしひとつ分あけて
スー

STEP 1 あおむけに寝て両ひざを90度に立て、
両腕は脇に置く。ゆっくり息を吸う。

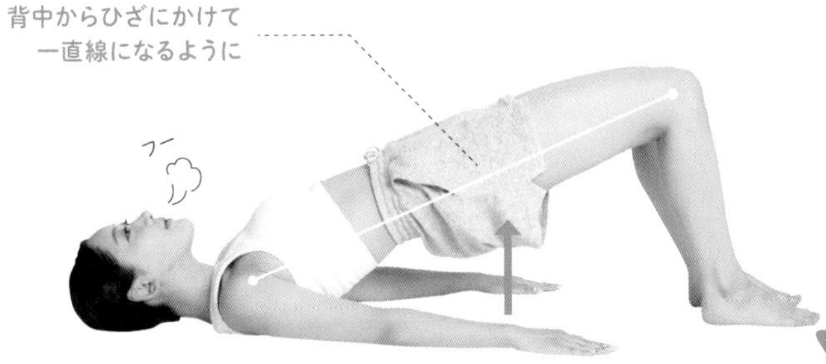
背中からひざにかけて
一直線になるように
フー

7秒
keep

STEP 2 お尻を持ち上げ、
ゆっくり息を吐きながら7秒キープ。
このとき、お尻まわりに力が入っていればOK。

これを7回やる！

ほっそり太ももが爆誕 3

ひざ開きヒップリフト

お尻を引き上げながら、太もものほっそり化も叶えてくれるエクササイズ。動きとしては、エクササイズ2のひざを開いたバージョンになります。足の裏をしっかり閉じて。

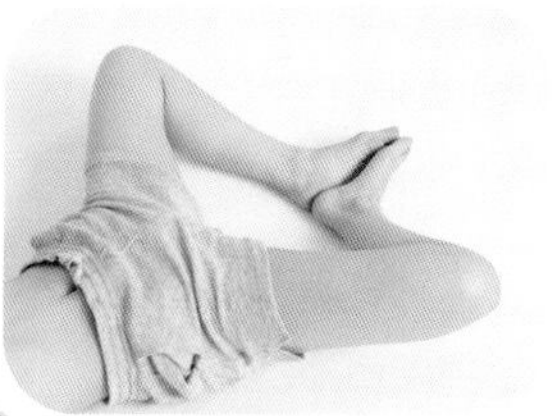

ひざの曲げ具合はこのくらい

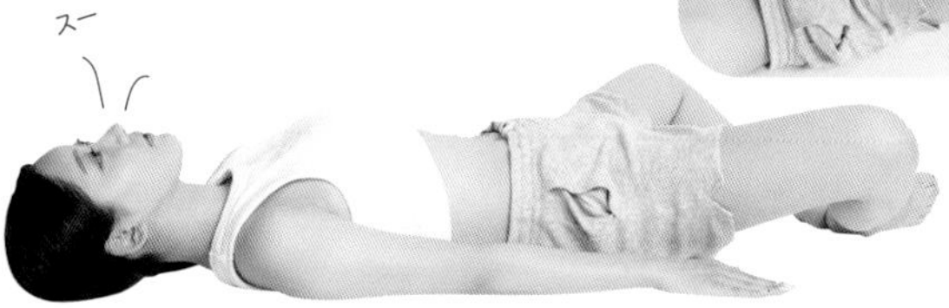

STEP 1　あおむけに寝て、足裏を合わせて両ひざを開き、両腕は脇に置く。ゆっくり息を吸う。

背中からひざにかけて一直線になるように

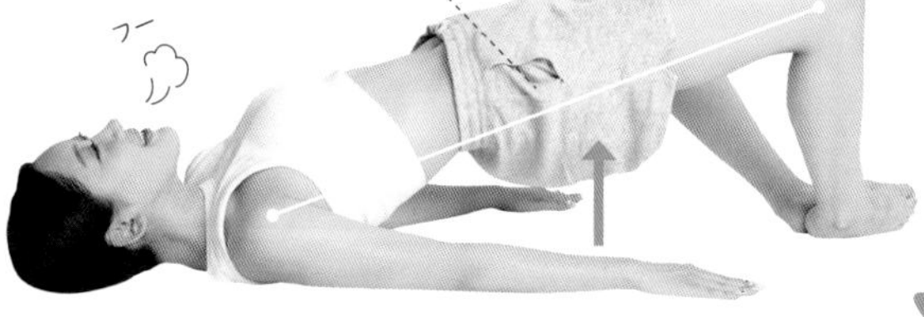

7秒 keep

STEP 2　お尻を持ち上げ、
ゆっくり息を吐きながら7秒キープ。
このとき、お尻と太ももの内側に
力が入っていればOK。

これを7回やる！

4 さらなる美脚&美尻が叶う

片足のせヒップリフト（右）

お尻をさらに引き締めるエクササイズ。お尻の右側と左側の
それぞれに負荷をかけて、お尻全体をしっかり鍛えていきます。
左右のバランスをとろうとすることで体幹も鍛えられます。まずは右側から。

STEP 1

あおむけに寝て右ひざを90度に立て、左足を右ももにのせる。両腕は脇に置く。ゆっくり息を吸う。

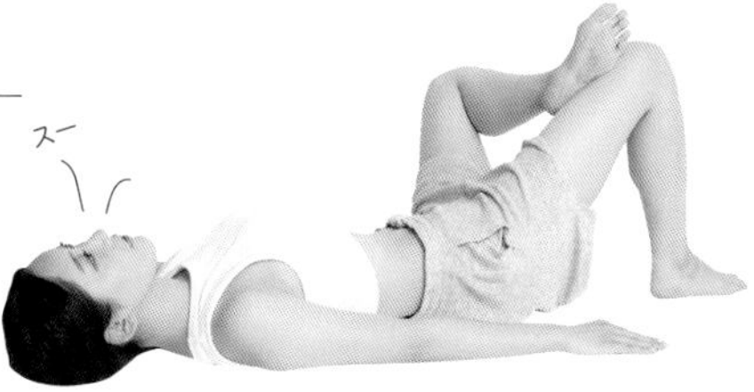

スー

これを7回やる！

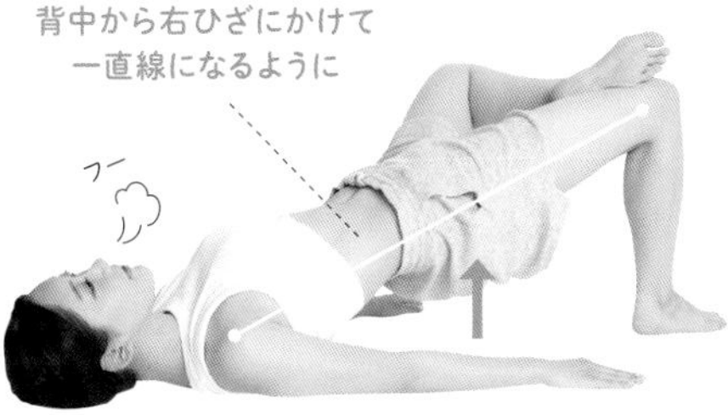

背中から右ひざにかけて
一直線になるように
フー

7秒 keep

STEP 2

お尻を持ち上げ、ゆっくり息を吐きながら7秒キープ。このとき、お尻の右側に力が入っていればOK。

5 片足のせヒップリフト（左）

左右の足を組み替えて、反対側も同様に。今度はお尻の左側を鍛えます。

これを7回やる！

7秒 keep

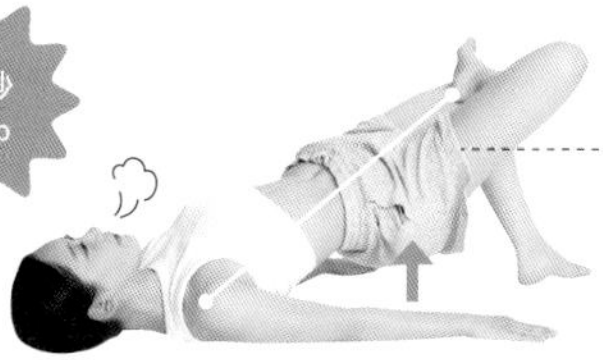

背中から左ひざにかけて
一直線になるように

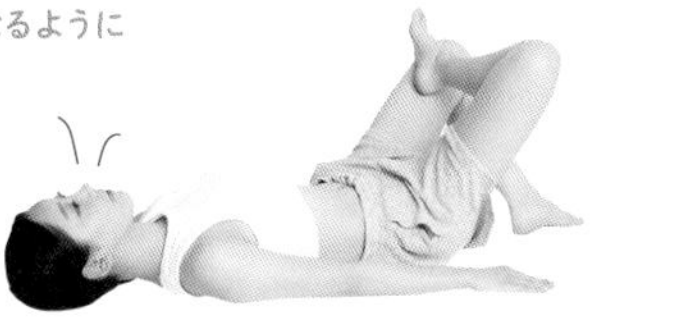

STEP 1

あおむけに寝て左ひざを90度に立て、右足を左ももにのせる。両腕は脇に置く。ゆっくり息を吸う。

STEP 2

お尻を持ち上げ、ゆっくり息を吐きながら7秒キープ。このとき、お尻の左側に力が入っていればOK。

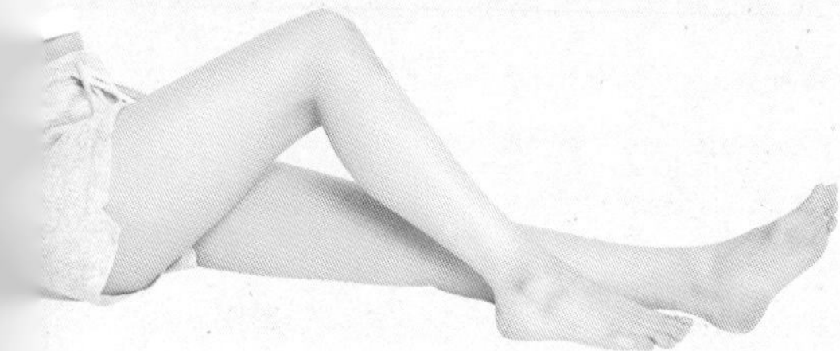

ダイエット奮闘記

その② 運動編

運動系も、いろんなものを試してきたと思います。気になったものは自分で検証したくなる性分なんですね。筋トレ、ランニング、ウォーキング、ヒートなどの有酸素トレーニング、有酸素ダンス、クロストレーニング……その数は50以上。筋トレだけでも、SNSで流れてきたものを片っ端から試したり、リストを作ってそれを1日40分かけて1周したりしていました。午前中にジムに行ってから仕事に行き、帰宅してから21時頃にまたジムに行くという生活を送っていたことも。

しかし、元々面倒くさがりな私。当初あったやる気もやがてなくなっていきました。ジムのランニングマシンに表示された、おにぎり1個分にも満たない消費エネルギー量を見て、「こんなつらい思いしなくても、おにぎり1個分のカロリーをなくした方がよくない?」と思ってしまったんです。

しんどい思いをせずにヤセられるなら、それに越したことはない。この奮闘体験も、食べヤセが誕生する大きなきっかけになりました。

COLUMN 04

食とエクサ以外にもこんなことやってます。

美人の食べヤセを支える美習慣

私がふだんやっている、ちょっとした美習慣をお見せします。どれも試行錯誤の末にたどり着いた、続けやすく、確実に効果アリな習慣です。

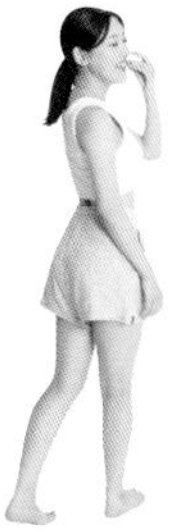

美習慣 1

スキあらば歩く

歩くのは、¥0でできるし特別な道具もいらないし、つらくないし汗もかきづらい、最高の運動。同じエリア内での予定を複数入れて徒歩で移動するなど、歩数を増やす工夫をしつつ、1日平均9000歩くらいを目標にしています。大股で歩くことも心がけてますね。

美習慣 2

日焼け対策は全力で

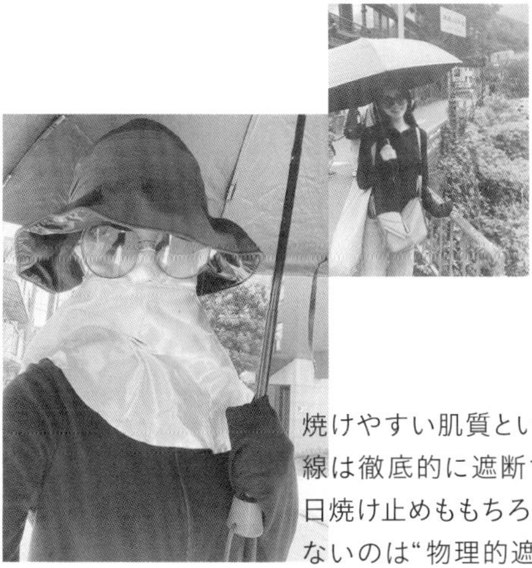

焼けやすい肌質ということもあって、紫外線は徹底的に遮断するようにしています。日焼け止めももちろん使いますが、間違いないのは“物理的遮断”。日傘はマストで、プラスでUVカットパーカーやサングラス、帽子やフェイスカバーを使うことも。

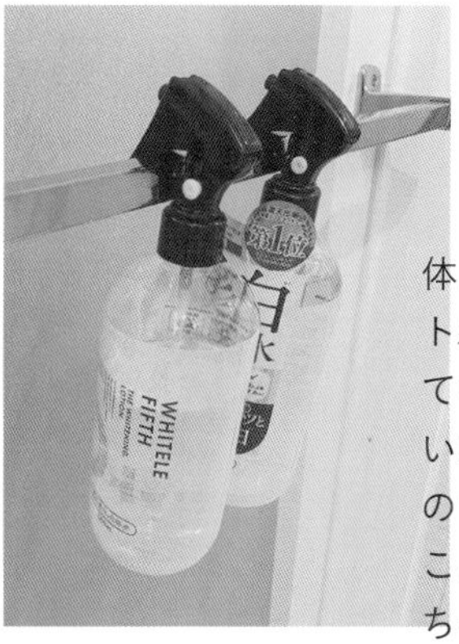

美習慣 3

浴室のドアに化粧水スプレーをかけておく

体用の化粧水スプレーボトルを浴室のドアにかけています。タオルで体を拭いたらすぐ吹きかけられるので、面倒くささを感じることなくボディケアができちゃいます。浴室内で吹きかけるので、部屋の床が汚れる心配もナシ。

美習慣 4

湯船にはしっかりじっくり浸かる

自分がむくみやすい体質とわかってから、入浴を習慣化するように。たまにシャワーで済ませる日もありますが、基本的には季節問わず、全身浴で10～15分くらい浸かっています。

美習慣 5

体重計はたまに乗るくらいでいい

少しの体重の変化は気にしないので、体重計に乗るのも"思い出したら"くらい。大事なのは見た目なので、鏡での体形チェックはこまめにします。

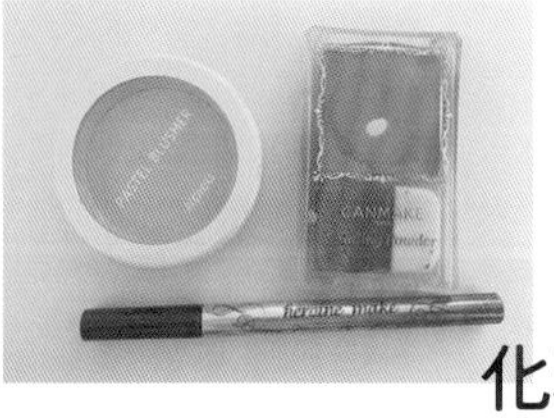

美習慣 6

化粧品はプチプラを愛用

化粧品も色々試しまくった結果、大手メーカーのものであること(＝安いし安心!)、スキンケアは医薬部外品であることがベストという結論に。

美習慣 7

セルフマッサージはふくらはぎを重点的に

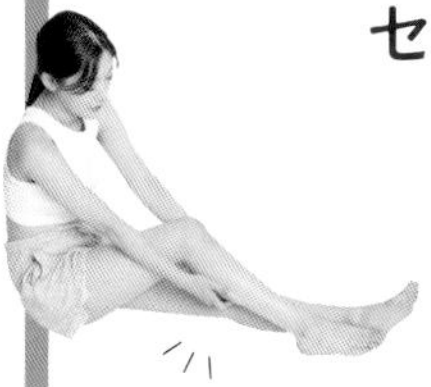

マッサージクリームは、体がベタベタになるのが嫌だし面倒だから×。その代わり、挟むタイプのマッサージローラーを使って、寝る前や入浴後に足をマッサージしています。

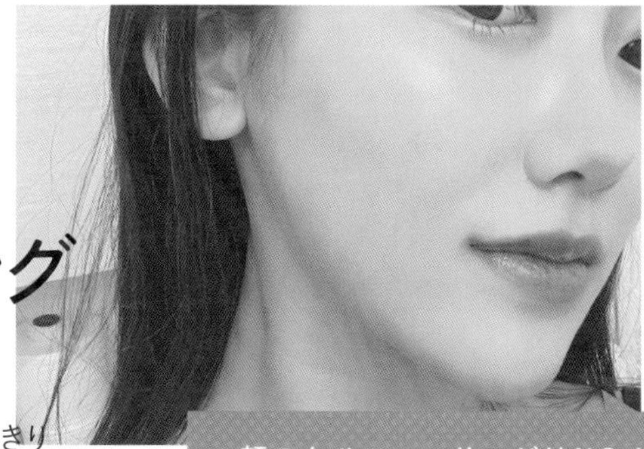

美習慣 8

小顔化にはシェーディングがイチオシ

シェーディングとは、顔をすっきり見せるメイクテク。始めてみたら、人から「ちょっと輪郭がしゅっとした?」と言われるように。これぞ脳を騙す手法。簡単にできて超おすすめです。

顔のセルフマッサージはNO!

小顔になりたくても、顔のセルフマッサージは絶対しません。顔の肌は摩擦が一番の敵。自己流でゴリゴリやるのは傷めつけるだけ。

美習慣 9

タイトな服装で空腹感OFF

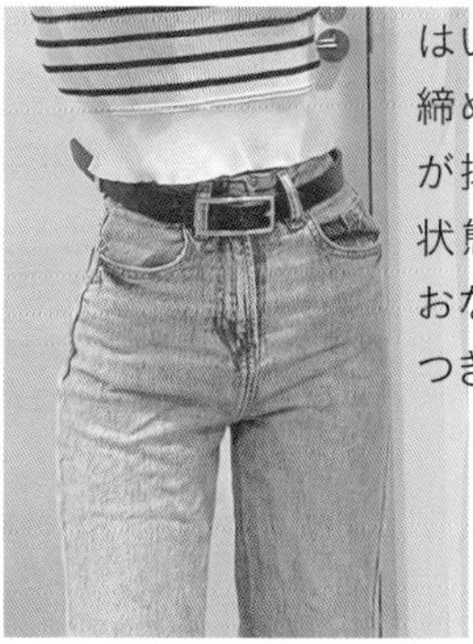

あえてきつめのジーパンをはいたりベルトをしっかり締めたりすることで、食欲が抑制されます。タイトな状態をキープすることで、おなかをひっこめるクセもつきますよ。

食べヤセを試してもらいました！

EASY

イージープログラムで
ウエストがすっきりしました

K.Fさん（39歳）

ウエスト −4cm

体重 −1.8kg

「イージープログラム（p.26〜）を実践しました。簡単な調理で手軽にできる料理が多く、味もしっかりとしておいしかったので、楽しく続けることができました。エクサは、『ひざ閉じヒップリフト』が最初少し大変でしたが、慣れてくると7秒しっかりキープできるようになりましたね。1週間後、ウエストがスッキリとして、効果を実感できました」

ウエスト 107cm
体重 87.4kg

ウエスト 111cm
体重 89.2kg

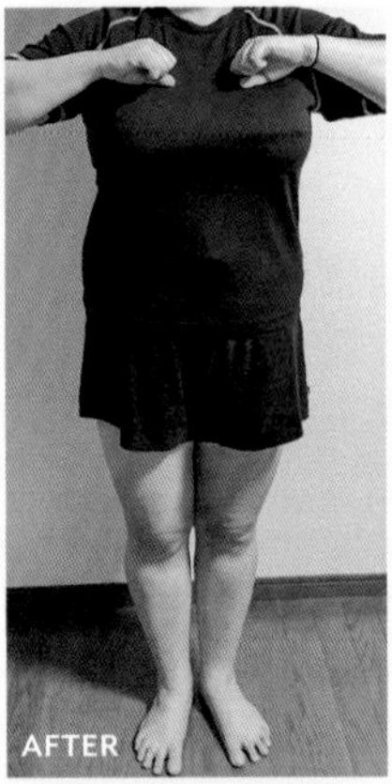

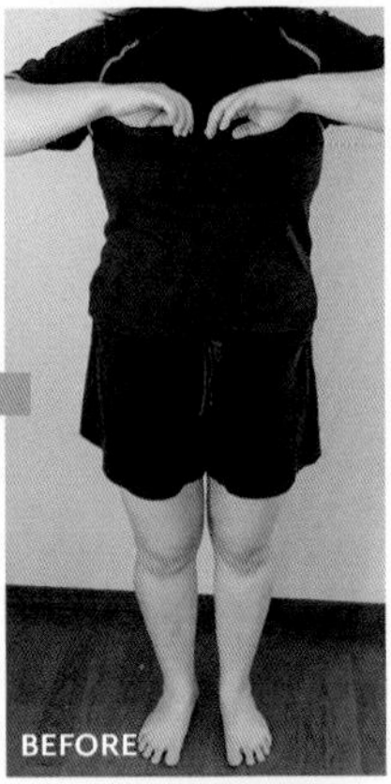

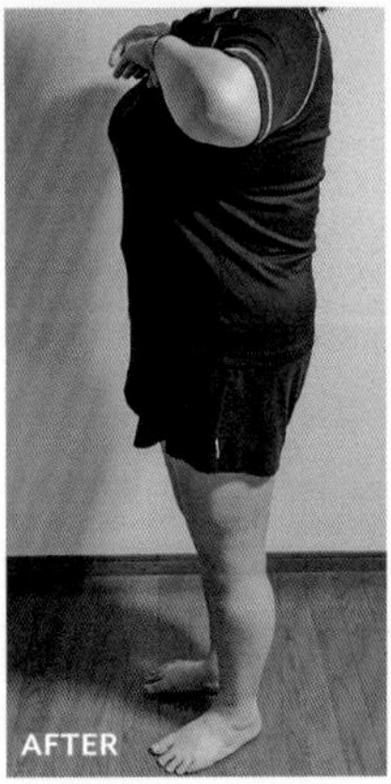

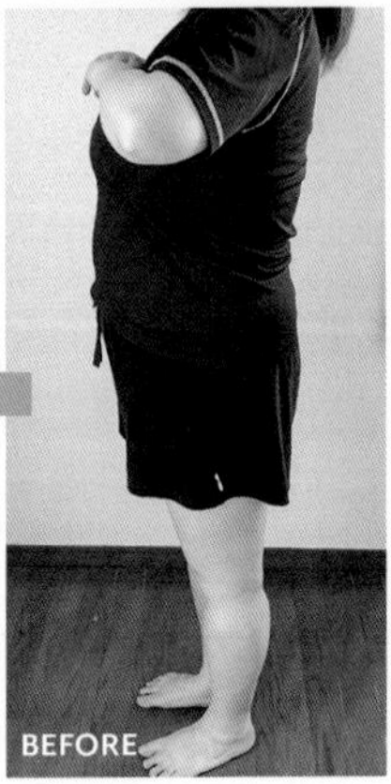

このレシピがスゴイ

ヘルシー
ふわとろオムライス（p.70）

「マヨネーズを加えることで卵がふわふわになり、とても感動しました！ お弁当にして持っていったのですが、冷めた状態でも卵がボソボソせず、おいしかったです。『基本の美人ヤセごはん』との相性も抜群でした」

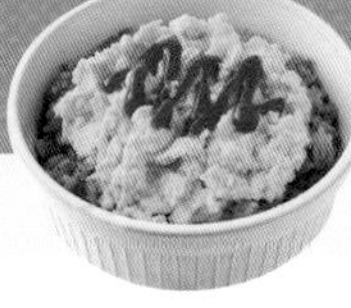

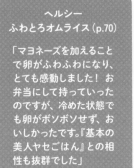

「無理せずヤセたい！」というダイエッターのみなさんから、2つの7日間プログラムと寝たまま美人7秒エクサの体験の声をいただきました。

実録！ 美人の

HARD

ハードプログラムで おなかがすきにくくなりました

O.Yさん（40歳）

ウエスト −3cm

体重 −2kg

「ハードプログラム（p.34〜）を実践しました。全体的に量が多く、おなかがすかなくなったのが驚くべき変化です。ふだんから食事に気をつけていたつもりでも、知らず知らずのうちに高カロリー食材を使っていたのだと実感。間食も必要ありませんでした。エクサは、スキマ時間にやってみたところよい気分転換になり、ストレスなく続けられました」

AFTER	BEFORE
ウエスト 88cm	ウエスト 91cm
体重 61.3kg	体重 63.3kg

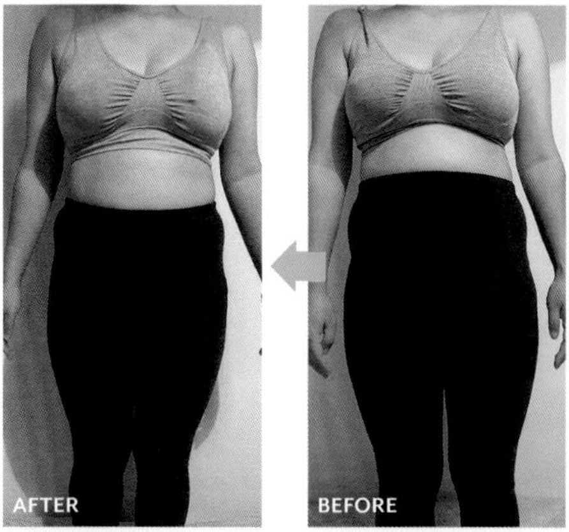

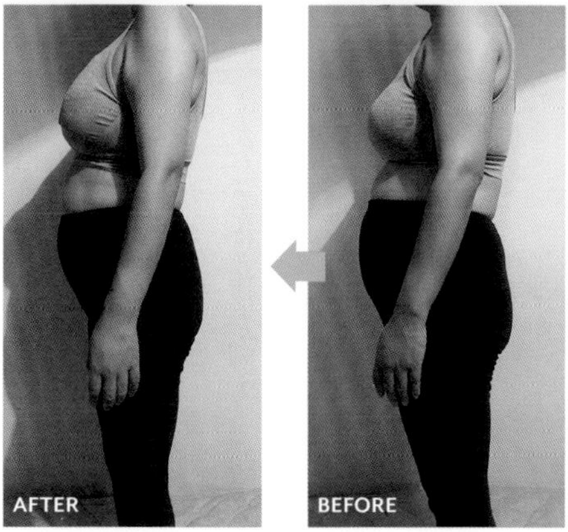

＼このレシピがスゴイ／

美容爆弾サラダ（p.102）

「とにかくおいしい！ 量はちょっと多いくらいで、満腹感を得られました。ナッツの歯ごたえとアボカドのマイルドな舌触り、レタスのシャキシャキ感がマッチしていて、何度でもリピートしたくなるサラダです」

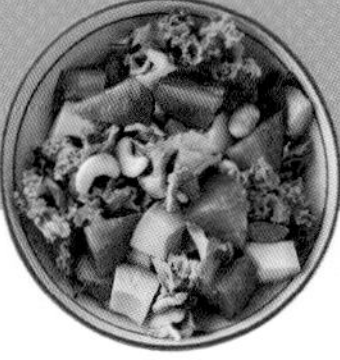

Nちゃん（えぬちゃん）

ガッツリ食べても太らないレシピをSNSで発信し、バズを連発させている美容ダイエッター。日本化粧品検定1級。大学時代7キロ太ったことをきっかけに、ダイエットに目覚める。糖質制限、脂質制限、グルテンフリーなど、数々のダイエット法を試してはリバウンドの繰り返し。続かなくては意味がないと、朝昼晩（おやつ付き）しっかり食べて、おなかも心も満たされる「美人の食べヤセ」メソッドを確立し、減量に成功。本書が初の著書となる。

X（Twitter）：@nnnchanpoyon

あと3～4キロやせたい人《ひと》のための
おいしいもん食《た》べるだけ7日《か》間《かん》プログラム

美《び》人《じん》の食《た》べヤセ

2023年12月7日　初版発行

著　者／N《えぬ》ちゃん

発行者／山下直久

発　行／株式会社 KADOKAWA
〒102-8177　東京都千代田区富士見2-13-3
電話 0570-002-301（ナビダイヤル）

印刷所／大日本印刷株式会社

製本所／大日本印刷株式会社

●お問い合わせ
https://www.kadokawa.co.jp/（「お問い合わせ」へお進みください）
※内容によっては、お答えできない場合があります。
※サポートは日本国内のみとさせていただきます。
※ Japanese text only

定価はカバーに表示してあります。

ISBN 978-4-04-606538-4　C0077